BASTEI
LÜBBE

Von Alphons Silbermann sind bei Bastei-Lübbe erschienen:

60441 Alle Kreter lügen
61211 Verwandlungen

Über den Autor:

Alphons Silbermann, 1909 in Köln geboren, war nach seiner Rückkehr aus dem australischen Exil Professor für Soziologie an den Universitäten Lausanne, Köln und Bordeaux. Für sein umfangreiches Werk zu Themen der Massenkommunikation sowie zur Kunst- und Musiksoziologie erhielt er zahlreiche Auszeichnungen. Silbermann ist korrespondierendes Mitglied der »Académie des sciences morales et politiques« in Frankreich.

Alphons Silbermann

Propheten des Untergangs

Das Geschäft mit den Ängsten

BASTEI LÜBBE

BASTEI-LÜBBE-TASCHENBUCH
Band 60447

Printed in Germany, Dezember 1997
Einbandgestaltung: Axel Bertram, Berlin
Druck und Bindung: Clausen & Bosse, Leck
ISBN 3-404-60447-4

Der Preis dieses Bandes versteht sich einschließlich
der gesetzlichen Mehrwertsteuer.

Inhalt

1

Ansage

Soweit man es von sich selbst sagen kann, bin ich ein durchaus optimistisch eingestellter Mensch. Nicht, daß die mißlichen Dinge in dieser Welt an mir spurlos vorübergegangen wären. Doch hat mich meine Lebensbejahung trotz Bedrängnissen, Notlagen und Leid sehr wohl davor bewahrt, zum Pessimisten zu werden; zur Gruppe von Menschen zu gehören, die alles schwarz in schwarz sehen, denen nichts recht, lobenswert oder gar zukunftswert ist. Stets habe ich die Menschen bedauert, denen unentwegt ein Dach auf den Kopf fällt. Nicht etwa, weil sie einem mit jedem Wort mißbilligend und griesgrämig entgegenkommen, sondern weil sie um sich herum Düsterkeit verbreiten, obwohl sie das Leben bejahen, oft genug für ihr Leben kämpfen. Nichts würde sie behaglicher stimmen, als wenn ihr Arzt auf die Frage »Helfen diese Pillen auch?« antwortete: »Wenn Sie nicht daran glauben, können Sie sich den Umweg über den Magen ersparen.« Eigentlich ist der eingefleischte Pessimist mehr als ein Negativist, ein Selbstbetrüger. Denn er ist des Lebens gar nicht leid, weil er sich ansonsten, wenn er bei sich im stillen Kämmerlein sitzt, nicht auch den Freuden des Lebens zuwenden würde.

Natürlich kann auch ich, der geborene Optimist, der durch Verfolgung, Emigration und Armut gegangen ist, mich streckenweise eines gewissen Anfalls von Pessimismus nicht erwehren. Vor allem, wenn ich über den Rand meiner Existenz, meiner Aspirationen und Wünsche auf Geschehen, Denkarten und Ideologien in meiner nächsten Umgebung, in meinem Land und, ohne großmäulig zu sein, in der Welt blicke. Was uns in großer oder kleiner Aufmachung tagaus, tagein entgegengebracht wird – von Arbeitslosigkeit und Kriminalität über Umweltzerstörung, Rassenhaß und Gewalt bis hin zu Wohnungsnot, Drogensucht, Ausländerfeindschaft und nicht zuletzt Menschenmord und Krieg – zehrt in der Tat an der optimistischen Anwartschaft, an demjenigen, was dem Verlangen nach einer heilen Welt entspricht. Kein Wunder denn, daß eine Vorstellung von »heiler Welt« eher zu einer bizarren Schmähung als zu einer Zuversicht geworden ist.

Nicht viel anders ist es um die Entwertung des Begriffs »Bürgerlichkeit« bestellt. Diese Geisteshaltung und dieser Lebensstil und auch die darin einbegriffenen »bürgerlichen Tugenden« finden – wie heile Welt – nur noch dann Erwähnung, wenn Altbackenes, Überholtes und Illusorisches an den Pranger gestellt werden soll. Ein Überfluß an pessimistischer Weltentfremdung hat Bürgerlichkeit unfruchtbar gemacht. Aber wie kommt denn das? Wir können uns doch nicht einfach damit abfinden, auf der einen Seite von krakeelenden Mißgünstigen, auf der anderen von modischen System- und Chaostheoretikern ins Bockshorn gejagt zu werden, die der Alltagswirklichkeit so fremd gegenüberstehen wie ein Kind einem Zombie. Es ist doch nicht menschenmöglich, daß Untergang, Anarchie oder Apokalypse herbeigesehnt werden. Möglich, so scheint mir, ist indes, daß Kräfte am Werke sind, die die Sehnsucht nach einer heilen Welt und gedeihlicher Bürgerlichkeit sowohl hemmen als auch ernstlich bedrohen.

Betrachten wir einmal unser Informationsgehabe. Um nicht wie ein Eremit oder Hinterwäldler von der Welt abgesondert zu sein, lesen die meisten unter uns irgendeine Tages- oder Wochenzeitung oder schalten zu gegebener Zeit Nachrichtensendungen im Radio oder Fernsehen ein. Gleich, ob wir uns für Welt- oder Landespolitik interessieren, für Sport, Wirtschaft, Verkehr, Gerüchte oder vermischte Nachrichten, bei genauem Hinhören oder Hinsehen kommt uns unentwegt eine Vielzahl von unguten, schrecklichen oder nachteiligen Nachrichten entgegen. Ein Unheil, ein Zusammenbruch, ein Drama jagt das andere, Verwüstung, Umsturz, Mord, Brand, Seuchen, Korruption und Unfälle beherrschen die Szene. Kurzum, das Wort »Katastrophe« wird so groß geschrieben, daß es bereits Eingang in die Banalitäten des Alltagsgeschehens gefunden hat. Mit ungewichteter Gleichheit werden das Morden in Bürgerkriegen, Verspätungen beim Eisenbahnverkehr und der Sehnenriß des Torhüters vom Fußballverein Dinkelsbühl als »katastrophal« hingestellt, gar nicht zu sprechen von Steuererhöhung oder dem steigenden Preis von Unterwäsche. Was es an Erfreulichem aus heilen Welten zu berichten gibt, wird in die Ecke des Kleingedruckten, des Nebensächlichen gedrängt, so daß man vermeinen möchte, unsichtbar über den Redaktionsbüros der diversen Medien schwebe die Losung: »Nur schlechte Nachrichten sind gute Nachrichten.«

So manch ein sich um das Wohl der Gesellschaft bekümmernder Wissenschaftler weist uns nach, daß das andauernde Katastrophengetöse Abstumpfung bewirke. Das ist sicherlich bei vielen unter uns der Fall. Allabendlich auf dem Bildschirm zu sehen, wie Tausende von erbärmlich bekleideten Menschen vor mörderischen Angriffen durch verwüstete Gegenden fliehen, oder von Woche zu Woche zu lesen, wie unfähig sich der eine oder andere Politiker bei seiner ihm zuerteilten staatslenkenden Aufgabe erweist, führt zu den gleichen Sättigungsprozessen wie die Autoverfolgungsszenen im Krimi oder das ewige Gerede über Verkehrsstau, Politikverdrossenheit oder das Ozonloch. Nenne man es Abstumpfung oder Sättigung, der Mensch hat nun mal die Gabe – Gott sei's gedankt –, die Dinge nicht nur unterschiedlich, sondern auch *selektiv* wahrzunehmen.

So wird denn aus einer guten oder schlechten Nachricht, einer gedruckten oder über Radio oder Fernsehen vermittelten nur dasjenige herausgelesen bzw. herausgehört, was den eigenen Standpunkt unterstreicht. Es ist eine Erfahrung, die ein jeder mit ein wenig Beobachtungsgabe bei sich selbst feststellen kann, daß man fast ungewollt versucht, Inhalten und/oder Bebilderungen von Nachrichten auszuweichen, die mit der eigenen Überzeugung in Widerspruch stehen. Dieser Alltagserfahrung entsprechend, besteht zum einen die Neigung des Menschen, sich nur Kommunikationen auszusetzen, sagen wir einer politischen Rede, die im Einklang mit seiner bestehenden Meinung und seinen Interessen steht. Zum anderen wird ganz oder teilweise nur wahrgenommen, was Menschen wahrzunehmen wünschen, gewöhnt sind oder erwarten wahrzunehmen.

Diese Vorgänge des Auswählens sind so leicht verständlich und genehm wie das Wegsehen und Weghören von Übel, Ärger oder Ekel erregenden Zurschaustellungen, vom Randalieren jugendlicher Rabauken, vom Anblick chirurgischer Eingriffe oder blutrünstiger Peinigungen gleich welcher Art. Doch machen wir uns nichts vor, irgend etwas bleibt hängen, seien es soziale, ökonomische, kulturelle oder moralische Bedenken. Denn neben bzw. zusammen mit der Auswahl bei der Wahrnehmung besitzen wir auch die Gabe der Auswahl beim Behalten, bei der Bewahrung. Unser Gedächtnis mischt sich ein, gleich, ob wir ein gutes oder schlechtes, ein kurzes oder dauerhaftes besitzen. Dies nicht nur bei einer Bedrohung der körperlichen Existenz, wenn ich zum Beispiel davor gewarnt wurde, meinen Hund abends im Dunkeln auf die Straße zu führen; nicht nur bei einer Bedrohung der materiellen Existenz, da Einbrüche und Raub sich häufen; nicht nur bei einer Bedrohung der psychischen Existenz, weil ich habe mitansehen müssen, wie der Entzug von Liebe, Freundschaft und geistiger Abstützung zu Sinnverwirrung, Jähzorn und anderen seelischen Wunderlichkeiten geführt hat – sondern auch bei einer Bedrohung meiner sozialen und kulturellen Existenz. Das heißt, es verbleibt nicht bei Bedrohungen, die sich in unser Gedächtnis durch das Handeln einzelner oder Gruppen von Personen eingeprägt haben, sondern es ergeben sich auch solche, die sich als kollektive Bewegungen, als umfassendes Einvernehmen und Zusammenwirken *in* der Gesellschaft breitmachen und zugleich, wie eine mit Konfliktstoff angefüllte Wolke, *über* der Gesellschaft schweben.

Ob ich diese Bedrohungen verinnerliche oder beiseite lege, ob sie mir beschwichtigt oder übersteigert entgegenkommen oder ob sie mich teilnahmslos und gleichmütig lassen, sie rufen zumindest *Beunruhigungen* hervor. Selbst der unzugänglichste und selbstsicherste Mensch kann seine Gefühlswelt nicht mit einem undurchdringlichen Panzer umgeben. Ich spreche vorsichtshalber von »Beunruhigungen«, diesem leicht vergänglichen und leicht abschüttelbaren Gefühlszustand, anstatt mit schweren Geschützen wie Beklemmung, Seelenqual, Entsetzen und Schreckgestalt aufzuwarten. Denn als die Nazihorden mit ihren Rufen »Juden raus« durch die Straßen meiner Heimatstadt Köln zogen, war ich eher beunruhigt als beängstigt. Denn in meinem Hirn war noch aus Kindheitstagen der Satz »Bange machen gilt nicht« gegenwärtig. Doch das war bald vorbei. Es steigerte sich die Beunruhigung bis hin zum Ausbruch und Gipfel beängstigender Beklemmung.

Das grausame und gnadenlose Wort »Angst«, dem Gemeinheit ebensogut zu Gesicht steht wie Tücke, Neid und Niederträchtigkeit, ist überdies Verblender unserer Besinnlichkeit. Ohne den Teufel an die Wand zu malen, schreckt es auf, auch wenn es uns nicht direkt selbst betrifft. Kein Tag vergeht, ohne daß nicht auf der einen oder anderen Seite unserer Gazetten das Wort Angst in kleinen oder großen Lettern erscheint. Die schwerwiegenden wie die belanglosen Probleme werden – bis zur Abstumpfung – mit dem Deckmantel der Angst überzogen: Konjunkturabschwung, Massenentlassungen und fehlende politische Akzeptanz ebenso wie Familienwerte, Handtaschendiebstähle, der Verzehr von Bananen und die Wahrsagungen der Astrologen. Mitleidslos wird gefragt: »Angst in Deutschland – Deutschland in Angst?«; aufschreckend heißt es: »In Deutschland heißt das Negative Angst«; zerschmetternd wird uns mitgeteilt, es sei eine typische Eigenschaft der Deutschen, sich angst zu machen, so daß man meinen möchte, wir lebten in einer Zwangsjacke der Angst, seien geradezu süchtig nach Angst.

Niemand in seinen guten Sinnen hat je bestritten, daß Angst eine Eigenschaft eines jeden Menschen ist, was aber doch nicht dazu führen sollte, sie zu *mißbrauchen.* Mir scheint, das Phänomen Angst wird derzeit innerhalb des sozialen Geschehens wie im Rahmen unseres Privatlebens in einem Maße für Eigeninteressen nutzbar gemacht, das weit über Mißbrauch hinausgeht. Etwas spielt sich hinter dieser Kulisse der Angst ab, das ebenso faszinierend wie gefährlich ist, was mich dazu bewogen hat, ein im Grunde genommen wenig erfreuliches Thema wie die Angst und alles, was damit zusammenhängt, aufzugreifen.

Ich komme hiermit meiner Bereitschaft zur Aufklärung nach, die mich letzten Endes in die Arme meiner Wissenschaft, der Soziologie, getrieben hat. Dabei ist es mir, in aller Bescheidenheit gesagt, keineswegs gegeben, in die Fußstapfen jener großen Denker zu treten, die die beherrschende Geistesbewegung der Aufklärung, des »âge de la lumière«, wie die Franzosen poetisierend sagen, vom Ende des 17. Jahrhunderts und das ganze 18. Jahrhundert hindurch anführten. Ich bin dem »Zeitalter der Aufklärung« nur insofern verbunden, als in ihm die Befreiung der Juden aus dem ihnen auferzwungenen physischen und geistigen Gettoleben ihren Anstoß fand. Überdies, weil Aufklärung – so wahllos der Begriff heutzutage bei passenden wie unpassenden Gelegenheiten genutzt wird und dadurch starker Abwertung anheimgefallen ist – nicht als Belehrung seine Berechtigung hat, sondern als Enträtselung des Bestehens sowie des Zustandekommens menschlicher Gegebenheiten, darunter: die Angst.

Wie der Aberglaube oder das Böse hat sich die Angst in immer neuen Wandlungen in alter Stärke erhalten, und wir alle suchen immerfort nach Mitteln und Zielen, die uns von unseren Ängsten befreien können. Dabei sollten wir uns weder verwirren noch täuschen lassen. Denn letztendlich geht es darum, das intensivste Einzelleben mit dem extensivsten sozialen und kulturellen Leben in Einklang zu bringen.

2

Vorbereitung

Es ist mir keineswegs darum getan, Überlegungen über das Phänomen Angst als solches anzustellen, da mir das Eindringen in die Kultur der Gefühle nicht liegt. Meine Suche gilt den Verflechtungen und Zusammenballungen von Bewegungen kollektiver Art, die den Menschen »angst und bange werden« lassen, wie es in Jeremias, Kapitel 50, Vers 43, geschrieben steht. Das heißt, es sollen nicht die Unkenrufe, mit denen von vielen Seiten der Umgang mit der Angst angefüllt wird, abgehandelt noch mit dem Zeigefinger auf diese oder jene Kreaturen gedeutet werden, die durch Reden, Veröffentlichungen oder Taten Angst, Besorgnis oder Unruhe erwecken. Sie zu erfassen und aufzuzählen, erscheint mir nicht nur billig, sondern auch wenig hilfreich, wenn es darum geht, ein immerwährend ansteigendes Übel unserer Zeit, nämlich *Angstmacherei*, zu ergründen.

Es wäre von mir höchst unbedacht gewesen, hätte ich mich wie so manche unbedarften Schreiber ohne gehörige Vorbereitung einer Thematik zugewendet, die den Menschen bis auf sein Innerstes berührt. Denn alles, was aus Angst geschieht, trägt auch das Gepräge davon. Wußte ich doch, daß das Thema Angst aus vielen wissenschaftlichen und populären Ecken abgehandelt wurde und stets noch wird. Indes, es wäre zuviel verlangt und dem Leser auch nicht zuzumuten, die vielfachen Denkweisen, Meinungen und Auseinandersetzungen mit Bezug auf Angst, wenn auch nur auszugsweise, auszuführen und zu diskutieren. Andererseits darf aber auch nicht umgangen werden, in welcher Hinsicht sich unter anderem die Philosophie und die Psychologie um das Phänomen Angst bekümmert haben. Hierzu kann ich im Rahmen meines Vorhabens natürlich nur ein paar magere Anhaltspunkte liefern, so befriedigend oder unbefriedigend sie auch sein mögen.

Einer der großen Denker unserer Zeit war der dänische Philosoph und Theologe Sören A. Kierkegaard. In seinem bedeutenden Werk *Der Begriff der Angst* (1844) führt er aus, daß Furcht ein bestimmtes Objekt erfaßt, das gefürchtet und vermieden wird, wohingegen Angst von einem Objekt unabhängig und überdies ein notwendiges Kennzeichen für Auswahl und Möglichkeit ist. Über diese Unterscheidung zwischen Furcht und Angst – indem sich Furcht auf etwas Bestimmtes richtet, Angst dagegen auf etwas Unbestimmtes – glaubt der Philosoph zu erkennen, Angst mache das Individuum schwach und machtlos. Denn, so Kierkegaard, Angst ist eine entlegene Kraft, die ein Individuum in Besitz nimmt, der man sich nicht entziehen kann, noch hierzu den Willen besitzt; man fürchtet sich, doch was man fürchtet, wünscht man.

Jenseits dieser oder anderer philosophischer Betrachtungen über die Grundbefindlichkeit des Daseins hat so mancher moderne Schriftsteller Angst zu seinem zentralen Thema gemacht. Ich nenne nur Arthur Koestler, Albert Camus, Ernest Hemingway, Wolfgang Borchert und W. H. Auden mit seinem Gedichtband *Das Zeitalter der Angst.* Doch sie alle, ob sie sich herausfordernd zeitgeschichtlichen Erörterungen oder politischen Besinnungen widmeten, haben sich mit wenigen Ausnahmen nicht der *Überwindung* der Angst verpflichtet gefühlt.

Hier ist die Psychologie nach vorne getreten, denn sie will ja ebenso wie die Psychoanalyse nicht nur feststellen und erklären, sondern auch heilen. Als erste hat uns die Psychologie begreifen lassen, daß Angst und Furcht zwar nahe verwandt, jedoch unterscheidbar sind. Darauf stellt sich der Psychologe bzw. Psychoanalytiker bei der Behandlung des Patienten ein: Furcht erkennt er am Vorhandensein einer wirklichen Gefahr; Angst beim Überwiegen eines bestimmten Gefühls von drohenden Ereignissen oder Situationen, gegen die sich der Patient nicht wehren kann. Die Psychologie hat sich besonders dadurch verdient gemacht, daß sie den Affektzustand Angst von den Höhen eines Allgemeinbewußtseins herabgeholt hat, indem sie den vielfältigen Erscheinungsformen von Angst nachgegangen ist. Damit meine ich nicht körperliche Erscheinungen wie Zittern, Schwitzen, Übelkeit, Herzklopfen, sondern die Erkenntnis von Varianten wie Schuldangst, Geburtsangst, Todesangst, Angst vor Tieren, vor verschlossenen Räumen, Fliegen, Gewitter, Verunreinigungen etc. bis hin zur Angstlüge.

Es wäre verwegen, würde ich nunmehr die diversen theoretischen Ansätze der allgemeinen Psychologie, der Tiefen-, Gestalt- oder differentiellen Psychologie vorlegen, noch ist es an mir, auf Befunde wie Phobien, Überforderung, Hemmungen, Neurose, Minderwertigkeit und anderes mehr einzugehen. Klarzustellen bleibt, daß Angst ein Kind des Psychologen ist, der sich dem Einzelwesen zuwendet, wenn er es von seiner spezifischen Angsterscheinung befreien will. Indes können, um ein Beispiel zu geben, die Gruppen von unbelehrbaren Rassisten mit ihrem Haß auf Ausländer, Juden und andere Minoritäten, die da sagen, sie begingen ihre Untaten aus Angst vor Wohnungsnot, Arbeitsplatzverlust, Zerstörung des Nationalempfindens etc., nicht zum Psychologen geschickt bzw. auf die Couch des Psychoanalytikers gelegt werden – vorausgesetzt, daß sie von ihren Angstzuständen überhaupt geheilt werden wollen.

Werfen wir als nächstes einen Blick auf die Wissenschaft von der Gesellschaft, die Soziologie. Was hat sie uns mit Bezug auf Angst zu sagen? Eigentlich wenig Erhellendes. Sie greift auf, was Psychologie, Psychiatrie und Psychoanalyse erkundet haben, und projiziert es auf das *soziale Verhalten* des Menschen. Indem sie sich zunächst damit abfand, daß Angst das soziale Verhalten desintegrativ und irrational beeinflußt und durch bestimmte soziale Strukturen gefördert oder eingeschränkt werden kann, ließ sie, wie es ihr eigentlich zukommt, das Gesamtgesellschaftliche vor der Tür. Das ging nicht an, und so wurde ein Rettungsversuch unternommen, indem man sich in die Hände des eng neben der Soziologie liegenden Wissenschaftszweiges der Sozialpsychologie begab. Doch auch sie hat nicht das Gesamtgesellschaftliche im Auge, sondern vordringlich das Individuum, die Persönlichkeit und die Persönlichkeitsentwicklung, da, wie es heißt, der Begriff der Angst zum Verständnis der Persönlichkeit besonders wichtig sei. Also befaßt man sich mit Bedrohung, Entbehrung, Anziehung, Verdrängung, Furcht und Konflikt – meist an der Entwicklung des Kindes, dem Sozialisierungsprozeß, aufgezeigt.

Offensichtlich betreibt die Soziologie eine Anlehnung an die Sozialpsychologie, die so weit geht, daß beispielsweise in dem Artikel »Angst« in der reputablen *International Encyclopedia of the Social Sciences* seitenlang der psychoanalytischen Theorie, der Lerntheorie, der Konflikttheorie und der Angstneurose Platz eingeräumt wird, gar nicht davon zu sprechen, daß manche Soziologiewörterbücher über Angst schweigend hinweggehen. Nichts bestätigt unser Mißfallen über die Anbiederung der Soziologie an die Sozialpsychologie mehr als von soziologischer Seite kommende, nach dem Muster der Sozialpsychologie verdüsterte Aussprüche, bei denen es zum Beispiel heißt: Als ein mittelbares, auf Erfahrung gründendes Phänomen steht Angst in Beziehung zu der Wahrnehmung von bevorstehender Bedrohung, oder Übererregung, oder unkontrollierbarer Inanspruchnahme, und ist von einem Rückstoß im sympathetischen Nervensystem begleitet ...

Verlassen wir solch weise, der Psychologie abgelauschten Worte und überlegen uns, wohin wir zu blicken haben, um dem Phänomen Angst gesamtgesellschaftlich und nicht individuell in die Nähe zu gelangen. Denn nur so kann es gelingen, diese allzu menschliche Erscheinung offenzulegen. Wenn ich mich zu diesem Zweck meiner Wissenschaft, der Soziologie, zuwende, tue ich das weder, um sie bedeutender hinzustellen, als sie ist, noch um mich hinter einem von vielen meiner Kollegen gepflegten unzugänglichen Soziologenchinesisch zu verstecken, noch um sie als ein Heilmittel für das menschlich Bedrückende anzupreisen. Schließlich ist die Soziologie – wenn sie nicht für den Vertrieb von Ideologien mißbraucht wird – eine der Wissenschaften, mit deren Hilfe menschliche Angelegenheiten unbefangen und sachlich angegangen werden können. Indem menschliche Werte als Tatsachen erforscht und Tatsachen als Werte behandelt werden, läßt sich den Anforderungen der Vernunftmäßigkeit nachkommen und die Kluft zwischen dem, was ist, und dem, was sein sollte, überwinden. Ich muß gestehen, daß mich in vielen Hinsichten die Neugierde antreibt, aber nicht nach dem Motto: »Ich bin ein Mensch, und nichts Menschliches ist mir fremd«, sondern, weil ich davon überzeugt bin, daß Wissen eine Wehrhaftigkeit im Bereich der Gesellschaft ist.

Manche Menschen, so heißt es, sind »von Natur aus ängstlich«. Es genügt schon ein unvorhergesehenes

Geräusch, plötzliche Dunkelheit im Zimmer, weil eine Sicherung durchgebrannt ist, oder ein kleiner Schnitt in den Finger, um sie in Angstzustände zu versetzen. Den tapferen Menschen, so sagt man, stören derartige Lappalien nicht. Er reagiert erst, wenn gravierende Situationen wie Tod, Krankheit, Hunger oder Arbeitsverlust auftreten. Wie dem auch sei, es bedarf eines *Stimulus,* um Angst zu erwecken, um eine Aktion hervorzurufen, deren Ziel es ist, die Angst zu überwinden. Sobald ich einen Schnupfen habe, beruhigt mich nicht die volkstümliche Eventualität, daß er sieben Tage dauert, wenn ich was dagegen tue, und eine Woche, wenn ich nichts dagegen tue, sondern befällt mich die Angst, der Schnupfen werde sich auf die Brust ausdehnen, Husten hervorrufen und zu einer schweren Lungenentzündung führen. Also stopfe ich mich mit Medikamenten voll, das heißt, ich befinde mich inmitten einer auf ein Ziel, nämlich Heilung, ausgerichteten *Angstaktion.*

Zielgerichtete Angstaktionen spielen sich nicht nur im Individualbereich ab, sondern betreffen auch ganze Gruppen bis hin zu Kollektiven. Als Beispiel kann uns der in die Revolutionsgeschichte eingegangene »Sturm auf die Bastille« am 14. Juli 1789 gelten. Keine Schwadron von Militärs, wie man vermuten könnte, marschierte auf dieses Sinnbild königlicher Tyrannei los, sondern eine Menge von Frauen aus den unteren Schichten der Pariser Bevölkerung, und zwar, weil die Regierung erneut den Preis des Brotes angehoben hatte. Die *Dynamik der Angst,* in diesem Fall vor Armut und Hunger, bewegte die

Menge zur Aktion. Es ist die gleiche Dynamik, zu der sich in unseren Tagen Landwirte, Lehrer, Stahlarbeiter, Pflegepersonal, Antirassisten und andere Gruppen – jede für das ihr eigene Ziel – demonstrativ zu Aktionen zusammenfinden. Was bewirkt werden soll, ist das Hervorrufen einer sozialen Veränderung, eines sozialen Wandels. Dementsprechend sieht der Soziologe Angst weniger als eine erworbene Kenntnis oder Erfahrung, als ein Erzeugnis und Ergebnis, sondern eher als eine Entfaltung, eine Bewegung, eine Aktion. Kurzum, die Soziologie hat Situationen, Widersprüche und Veränderungen zu erfassen, wie sie, bemerkt oder unbemerkt vom gesellschaftlichen Ganzen, als eine Angstaktion auf den einzelnen zukommt. Wir fragen nicht: »Wo kommt ein Angstzustand her?«, sondern: »Welches sind – soweit erkennbar und erfaßbar – die *gesamtgesellschaftlichen sozialen Bewegungen,* die Angst hervorrufen, und wozu?« Damit bleiben wir auf dem Boden der Wirklichkeit und bei einem Wissen, das uns hilft, Angstzustände zu analysieren und ihnen entgegenzutreten.

3

Macht und Herrschaft

Nur mit Mühe kann ich der Versuchung widerstehen, mich in Windeseile diesen oder jenen gesamtgesellschaftlichen Bewegungen zuzuwenden, die, über unseren Köpfen schwebend, Zustände von Angst erwecken. Doch würde ich mich und den Leser gehaltlos und undienlich an der Nase herumführen, würde ich nicht erst einmal Überlegungen über Angstaktionen als Mittel zum Zweck anstellen. Weit davon entfernt, hierzu Theorien vorzulegen, zumal mir das Theoretisieren nicht sonderlich liegt, bleibt es unumgänglich, den momentanen Stand der Dinge in ihren *Auswirkungen* als Mittel zum Zweck zu erfassen, zum Beispiel um über Angsterweckungen Macht und Herrschaft zu erringen.

Diesbezüglich stieß ich bei meinen Erkundungen auf nur wenige, dafür aber um so unklarere Aussagen. Entweder heißt es, Macht im positiven wie im negativen Sinne auszuüben ist das Grundproblem der Angsterweckung, oder die Hervorrufung von Ängsten erzeugt

Abhängigkeit von Macht- und Herrschaftsverhältnissen, oder, schon etwas deutlicher, Ängste werden zu Zwecken der Festigung von Macht und Herrschaft manipuliert und propagandistisch geschürt. Ganz gleich von welchen gesamtgesellschaftlichen Erscheinungen, Ereignissen und Erörterungen ausgegangen wird – von Patriotismus, Lebenshaltungskosten, Inflation, Technik, Urbanisierung, kollektiver Unsicherheit, Wettbewerb, Bürokratie oder der Durchschaubarkeit der Medien –, die hierauf beruhenden oder sich von dort aus entwickelnden Angstreaktionen werden direkt oder indirekt, ausgesprochen oder unausgesprochen mit Macht und Herrschaft in Verbindung gebracht. Obwohl wir die Begriffe »Macht« und »Herrschaft« vielfach unüberlegt und unpassend vorfinden, besitzen sie doch eine Wucht, von der sich sagen läßt, daß sie einen festen Zugriff auf die Welt andeuten. Darum erscheint es mir um so notwendiger, mich ein wenig über diese beiden Begriffseinheiten auszulassen, vor allem, weil ich es mir zur Aufgabe gemacht habe aufzuzeigen, wie Angst und gesellschaftliche Angstaktionen, gemeinhin gesagt *Angstmacherei,* zur Erringung von Macht und Herrschaft instrumentalisiert, das heißt als Mittel zum Zweck eingesetzt werden.

Das Wort *Macht* kommt uns täglich in vielerlei Kombinationen entgegen. Sie reichen von Machtübertragung, Machterhaltung, Machtkonzentration, Machtbekämpfung, Machtpolitik über Machtmißbrauch bis hin zur geschichtlich schwer belasteten Machtergreifung. Natürlich weiß jeder, was damit gemeint ist, oder entnimmt zumindest die Bedeutung wie eine Hindeutung aus dem Zusammenhang, in dem die Machtverknüpfung auftritt. Doch wenn es darum geht, die Gegebenheit Macht, so wie sie unbekleidet vor uns steht, zu erfassen, zu umschreiben oder in ihren Verzweigungen zu bestimmen, häufen sich die Schwierigkeiten, was damit zusammenhängt, daß das Konzept von Macht außerordentlich gestaltlos ist. Wie oft hört man den Satz: »Was dieser Minister uns da antut, geschieht doch nur, um seine Macht zu erhalten!« – ohne daß darüber nachgedacht wird, woraus diese »Macht« besteht bzw. sich zusammensetzt.

Das soll kein Vorwurf der Unbedarftheit sein. Denn nicht unähnlich ergeht es den Gelehrten, wenn sie sich mit dem Problem der Macht auseinandersetzen. Keiner von uns, die wir an den Universitäten lehren oder wie ich jahrzehntelang an verschiedenen Hochschulen im Inland und Ausland gelehrt haben, kommt je nach den Umständen darum herum, sich dem Thema Macht zuzuwenden. Politikwissenschaftler, Wirtschaftswissenschaftler und auch wir, die Sozialwissenschaftler, haben da einen einigermaßen gängigen Weg, besser gesagt, Umweg gefunden, indem wir Macht mit erfaß- und sichtbaren sozialen und kulturellen Beständigkeiten, darunter Autorität, Legitimität, soziale Kontrolle, Bürokratie und Herrschaft, in Verbindung bringen. Vorherrschend ist die elementare Wahrheit, daß Macht zu besitzen und sie zum Vorteil zu verwenden, zwei völlig verschiedene Dinge sind.

Wo immer von Macht und Machtverhältnissen die

Rede ist – ob sie nun zwischen Individuen und Gruppen auftreten oder zwischen Organisationen, Gesellschaften oder Staaten –, wird mit Vorliebe auf eine formale Definition des eminenten deutschen Sozialökonomen und Soziologen Max Weber (1864–1920) Bezug genommen. Danach ist Macht die Chance, innerhalb einer sozialen Beziehung den eigenen Willen auch gegen Widerstreben durchzusetzen, gleichviel worauf diese Chance beruht. Diese recht unbestimmte Aussage hat unter den Gelehrten und Forschern nicht nur für übergenug Verwirrung gesorgt, sondern auch Unmassen von Auslegungen und Kommentaren hervorgerufen, zumal Weber keine Gründe für das Auftreten von Macht in ihrer Vielfältigkeit anführt. Kann doch Macht auf Überlegenheit, auf Charisma, Wissen, Informiertheit, Prestige, Organisation, Verwaltung etc. und nicht zuletzt auf bloßer Gewalt beruhen, wie uns die Praxen der Nazis in nicht zu überbietender Deutlichkeit dargetan haben. Überdies auf Beeinflussungen durch gesamtgesellschaftliche Bewegungsfolgen wie Religion, Erziehung, Massenkommunikationsmittel, Lebensstil etc.

Da keine Gesellschaft ohne irgendeine Form von Macht existieren kann, ist mir wenig daran gelegen, mich mit der abstrakten Frage nach der »Macht schlechthin« zu befassen. Mir geht es darum, an Beispielen kollektiver Angsterweckungen Formen der Macht und ihre sozialen Verankerungen sowie schließlich Machtmißbrauch aufzuzeigen. Indes, da noch öfter von Macht und Machtverhältnissen die Rede sein wird, möchte ich den Leser nicht ganz im Freien stehen lassen. Und so kennzeichne ich Macht als Kontrolle oder Einfluß über die Aktionen von anderen, um eigene Ziele ohne ihre Zustimmung, gegen ihren Willen oder ohne ihr Wissen oder Verständnis zu fördern und durchzusetzen. Wie dies geschieht, das heißt, welche Mechanismen hierzu in Bewegung gesetzt werden, werden wir sehen.

Im Zusammenhang mit Macht tritt vielfach auch die Gedankenverbindung *Herrschaft* auf, die der schon einmal herbeigerufene Ahnherr der Soziologie, Max Weber, als einen Sonderfall von Macht bezeichnet. Diesem »Sonderfall« widmet Weber in seinem reichhaltigen Schrifttum viele Seiten bis hin zu einer Unterscheidung zwischen legaler (rationaler) Herrschaft, traditioneller Herrschaft und charismatischer Herrschaft. Hierauf gründend hat bis in unsere Tage eine Unzahl von Auslegungen, Erklärungen und Auseinandersetzungen das wissenschaftliche Schrifttum bevölkert. Ohne darauf einzugehen, in welchen Bereichen des persönlichen und des gesellschaftlichen Lebens Herrschaft und Herrschaftsverhältnisse Auswirkungen zeigen, übernehme ich kurz und bündig – einem Fingerzeig ähnlich – eine Formulierung des besagten Max Weber, der schrieb: »Herrschaft soll heißen die Chance, für einen Befehl bestimmten Inhalts bei angebbaren Personen Gehorsam zu finden.« Mit anderen Worten: Mit Herrschaft ist die Möglichkeit gemeint, über einen gegebenen Gehalt zu verfügen, dem eine gegebene Gruppe von Personen gehorcht.

Kurzum, Herrschaft ist die Bezeichnung für eine in

der ganzen Welt verbreitete, in eine starre Einrichtung verwandelte Form der Macht der sozialen Über- und Unterordnung. Wie heißt es doch so bezeichnend in Goethes *Egmont*, 3. Aufzug: »Es ist so schön zu herrschen!«

4

Vermassung

Es gibt Gedankenbilder, die einem unentwegt in Wort oder Schrift entgegenkommen, darunter die Wesenseinheit *Identität.* Ob nach einer gesamtdeutschen Identität gefragt wird, nach der Unterschiedlichkeit zwischen christlich-deutscher oder deutsch-christlicher Identität, nach der Identität einer Person, einer Sache oder einer politischen Partei – die Suche nach Identität berührt in beunruhigender Weise die Gemüter. Ohne daß wir uns dessen bewußt sind, steht jeder von uns dem Problem gegenüber, »was wir sein oder werden können«. Es geht um das Gesamt der Umstände, die eine Person zu dem machen, was eben die bestimmte Person ist: die Identität des Ich. Diese »Ich-Identität« (ein aus der psychoanalytischen Theorie übernommener Begriff) ermöglicht es dem Menschen, sich mit seiner sozialen Rolle, sagen wir als Taxifahrer, Kaufmann, Rechtsanwalt oder Familienvater, zu identifizieren und sich für sie zu engagieren. Überdies aber auch, sich ihr gegenüber kritisch zu verhalten, wenn es zu den Leistungen der übernommenen oder zugedachten sozialen Rolle kommt. Dann kratzen Unzufriedenheit und vielfach auch Leiden an der im Laufe des Sozialisationsprozesses gewonnenen Identität.

Ich bin mir vollauf der Tatsache bewußt, daß ich hier wie ein Vereinfacher spreche, was vor allem damit zu tun hat, daß ich mich nur mit Mühe zu den Höhen der Psychologie aufschwingen kann. Ich bleibe auf dem bei mir gefestigten Boden der Soziologie und sehe mir die Beziehungen zwischen Ich-Identität, sozialen Institutionen und geschichtlichen Zeitabschnitten an. Hierbei haben wir uns die Frage zu stellen, ob die Umwälzungen der Institutionen (Kirche, Schule, Gewerkschaft, Familie, Staat, Ehe, Fernsehen etc.) nur ein vorübergehender Vorfall sind und wir danach ohne wesentliche Veränderungen unsere traditionellen Lebensweisen wieder aufnehmen können, oder ob sie im Gegenteil das gegenwärtige Zeugnis eines barschen und unvermeidbaren Übergangs von uns vertrauten Institutionen zu neuen und grundlegend unterschiedlichen sind.

Standardisierung, Mechanisierung und Zentralisierung bedrohen ebenso wie industrielle Revolution und weltweite Kommunikation die Identitäten, die wir Menschen ererbt, erworben und uns angeeignet haben. Die Suche nach Identität steht der Furcht vor dem Verlust von Identität gegenüber, was sowohl zu irrationalen Motivationen führt als auch zum Griff in das Arsenal der Ängste. Diese Ängste, die eine Art von Pseudoidentität hervorrufen, müssen nicht notwendigerweise in Form von neurotischer Angst auftreten, die entweder vom Menschen selbst in Schranken gehalten oder aber (wie uns in popularisierten Darstellungen immer wieder versichert wird) durch Psychotherapie geheilt bzw. gelindert werden kann. Was aber, wenn durch Unbeständigkeit und Unausgeglichenheit der Identität Ängste *kollektiver* Art hervorgerufen werden? Was, wenn wie in unseren Tagen das Individuum und ganze Gruppen Bewegungen und Aktionen gegenüberstehen, die in Massenhaftigkeit auftreten, als da sind: Massen-Demonstrationen, Massen-Entlassungen, Massen-Kultur, Massen-Kommunikation, Massen-Verführung, Massen-Überfremdung, Massen-Demokratie, Massen-Proletariat, Massen-Konsum, Massen-Produktion und andere Massensituationen, nicht zuletzt die Generalität der Vermassung? Sollen sich seine/ihre Identität in Ängste flüchten, in eine Superidentität oder gar in eine Selbstaufgabe, der Wut, Brutalität, Skeptizismus, Unnachgiebigkeit und Neid zur Seite stehen? Hier muß Klarheit geschaffen werden, auf daß die Vernunft der zu Ängsten führenden Irrationalitäten, wie dem *Trauma von der Vermassung*, obsiegen kann.

Sobald in gleich welcher Verbindung das Wort »Masse« auftritt, von dem die mit Verwerfung belastete Wortbildung »Vermassung« abgeleitet ist, steht Dramatisierung vor der Türe der Gemüter. Der Realitätssinn, diese uns eigene Gabe zur Einengung und Unterbindung von Ängsten, gerät ins Wanken. Wenig lebenskräftig entwickelt sich ein fast apokalyptisches Szenario, selbst wenn sich durch die vielfältige Nutzung des Begriffs

»Masse« in diesem oder jenem Zusammenhang Abstumpfungsprozesse entwickelt haben. Während die Nachrichten von Massenarbeitslosigkeit oder Massenmord Horrorvisionen hervorrufen, gleiten Beziehungsgeflechte wie Massenmedien oder Massenkommunikation in die Tiefe von Absonderlichkeiten oder werden in die Kategorie »kritisches Verhalten« oder »kritischer Diskurs« verwiesen. Da aber auch Kritik, als Ausdruck von Mißbilligung, Einwand oder Widerstreben, in die Überwindung von Angsterscheinungen einfließt, ruft »Masse« als undefinierte Bestimmung von Menschenansammlungen wie ein mächtiger Dämon Spannungsverhältnisse hervor, denen zu unser aller Wohl entgegenzutreten ist.

An den verschiedenen Universitäten, an denen ich gelehrt habe, habe ich das Fach Massenkommunikation vertreten, jenes Fach, das sich mit den Massenmedien Presse, Film, Radio, Fernsehen befaßt – alles Institutionen, denen seit ihrem Bestehen teils wohlwollend, teils kritisch, letztlich auch mit Ungestüm gegenübergestanden wird. Aus diesen Gründen und auch wegen des systematischen Aufbaus einer Vorlesung gehörte es sich, daß aus dem Bindewort »Massenkommunikation« zunächst der Begriff »Masse« herausgenommen und seine Herkunft und Position erklärt wurde, bevor man sich in den kontroversen Tummel über Kommunikation und ihre Wirkungen begab. Das gilt auch hier, wenn wir ungeschmückt davon ausgehen, daß alles, was mit Masse zu tun hat, angsterweckend ist, und daher Masse mit Macht und Machtausübung im Einvernehmen steht.

Mit der Vieldeutigkeit des Begriffs Masse wird nach Willkür jongliert. Brausen in dichtem Nebel Irrsinnige mit hundertachtzig Stundenkilometern über die Autobahn und verursachen krachende Zusammenstöße von, sagen wir, sechzig Autos, dann wird von »Massenkarambolage« gesprochen; brüllt ein Tenor unter tosendem Beifall italienische Arien und Liedchen vor Zehntausenden von Menschen, wird von »Massenbegeisterung« gesprochen; rennen zwanzig erwachsene Männer wie die Wilden einem Ball nach und fünfzigtausend Zuschauer lärmen und grölen, dann wird von »Massenjubel« gesprochen. Völlig unproportional – nämlich sechzig zu zehntausend zu fünfzigtausend – wird Masse verdinglicht, wird von ihr als einem Subjekt gesprochen, weil Masse *zahlenmäßig* angegangen wird. Damit aber läßt sich das Phänomen Masse nicht erfassen. Also geben wir dem Kind einen anderen Namen, sprechen anstatt von Massenwahn, Massenbewußtsein oder Massenzustand von Kollektivbewußtsein, Kollektivgefühl oder Kollektivverhalten. Dadurch werden wir möglicherweise in die Lage versetzt, uns dem Erfaßbaren zuzuwenden, die Diskussion von emotionalen Momenten freizuhalten und die Masse nicht als bequemen Sündenbock für die Masse zu bestimmen.

Manche Wissenschaftler, die sinnende Betrachtungen zu den Angstzuständen über das Verkommen unserer sozialen und kulturellen Güter und nicht zuletzt ihrer selbst vorgelegt haben, griffen zur Kollektivpsychologie. Unter ihnen sind es regelmäßig zwei Hauptwerke, die uns entgegengehalten werden, sobald von Massenverhalten und seinen Emotionalitäten die Rede ist, und zwar die 1895 erschienene Schrift des französischen Mediziners Gustave Le Bon *Psychologie des foules* (ins Deutsche fälschlich übersetzt als *Psychologie der Massen,* denn »foules« ist nicht Masse, sondern »Menge«) und das erfolgreiche, 1931 auf deutsch erschienene Werk des spanischen Philosophen Ortega y Gasset *Der Aufstand der Massen.* Beide Werke wenden sich wie die gesamte, vielfach tendenziös gestaltete Denkschule einem Kollektivpsychologismus zu, der nur die morbiden, die im moralischen Verfall begriffenen Aspekte des Massenverhaltens kennt, die Masse nur als ein Kollektiv sieht, das »am liebsten Häuser und Gegenstände zerstört« und »sich nie gesättigt fühlt« (Elias Canetti).

Auf diese reichlich plakative Weise werden nicht nur Ängste geschürt, sondern wird überdies ein bis zu Vorurteilen reichender Gegensatz zwischen Gesellschaft und Individuum, zwischen Kollektiv und Einzelperson hervorgerufen. Wenn beim Defilee einer Militärkompanie Hunderte von Individuen in gleicher Haltung an uns vorbeimarschieren, wird leichthin behauptet, hier unterdrücke, wenn nicht gar beseitige Einheitlichkeit Individualität und damit auch Identität. Das heißt: Individuum und Kollektiv werden im gleichen Maße voneinander getrennt wie Körper und Seele, nur um den Nachdruck, je nach Wunsch, mal auf das Kollektiv, genannt Masse, zu legen, mal auf das Individuum. Dies in dem vermeintlichen Glauben, alles, was das Kollektiv tue, tue es abgesondert von den Einzelpersonen, die ihm Leben verleihen.

Ich darf nicht verheimlichen, daß sich viele aus sozialpsychologischer Richtung kommende Wissenschaftler dagegen verwehrt haben, die Masse unabhängig von den Menschen zu sehen, die sie leben. Sie sahen es als einen Irrweg an, Analyse und Studium der »Masse als solcher« und der »Einzelperson als solcher« fein säuberlich voneinander zu trennen, so, als sei Masse etwas, was abgesondert von den Personen, die von und mit ihr leben, behandelt werden könne. Indes, dieses Bemühen, den Bruch innerhalb der Gesellschaft zu bereinigen, der dadurch entstanden ist, daß Gruppierungen wie Masse als der Gesellschaft zeitweilig gegenübergestellt werden, wird immerwährend unterbrochen.

Aus lauter Angst vor Massenauftritten und Massenbewegungen, insbesondere wenn sie durch demagogische Führer angetrieben werden, wird ein im Erklärungsbereich liegender Schutzwall aufgebaut, der – was läge da schon näher – aus Elementen der Psychologie besteht. Nun sind aber nur die wenigsten Menschen gelernte Psychologen. Dennoch, übrigens durch zahllose populär verfaßte Psychologieratgeber und einen Haufen psychologisierender Literatur und Filme hohen oder niedrigen Standards angeregt, ist es zu einer Zeitsitte geworden, bei Unbillen jedes Ereignis, jedes Familienmitglied, jeden Bekannten und jeden Widersacher zu »psychologisieren«. Eine täppische Vulgärpsychologie hat sich entwickelt, die, auf unsere Thematik bezogen, zu fraglichen Deutungen greift, die sagen, der Mensch sei angesichts und in der Masse – gleich, welchem Bildungsniveau oder welcher Schicht er angehöre – durch Anonymität, Schwinden der persönlichen Verantwortung und gesteigerte Erregung gekennzeichnet, die eine Kontrolle des Handelns durch die Vernunft weitgehend ausschalten und den Trieben – darunter Ängsten – Vorherrschaft verleihen.

Greifbare und haltbare Beweise hierfür werden allerdings nicht erbracht. Sobald aktuelle Probleme bzw. Konflikte nach vorne treten, findet ein Rückzug auf vollklingende Benennungen statt, darunter Konformismus, Freiheitsbeschränkung, Lebenschaos, Technisierung, Infantilisierung, Massenhaftigkeit, Massenwahn, Massenkonsum und nicht zuletzt *Vermassung*. Dieser Begriff, der zunächst nur als ein kulturkritisches Argument in den Vordergrund gerückt wurde, ist inzwischen dermaßen vulgarisiert worden, daß alles, was auch nur den Geruch des Standardisierten an sich trägt – seien dies Film, Auto, Schlager, Taschenbücher oder Fast food –, kurzerhand als Symbol für die Vermassung der Gesellschaft und gleichzeitig als eine Angst erweckende Gefahr für deren ansteigenden Fortgang hingestellt wird. Dieser Gedankengang ist höchst verfänglich, denn kein Mensch in seinen guten Sinnen wird den Vorwurf der Vermassung auf sich selbst beziehen, sondern stets auf seinen Nachbarn. Nichtsdestoweniger verbleibt ein gewisses Angstgefühl, zumal die Nutzung des Begriffs Vermassung und dessen Verdammung aus dem Mund jener gesellschaftlichen Minorität kommt, die Individualität für ein nur ihr vorbehaltenes Recht ansieht, nämlich den sich als Unheilpropheten betätigenden Angstmachern, grob gesagt: aufgebrachten und streitbaren Intellektuellen.

Wenn ich mich auch selbst für einen Intellektuellen halte, also für einen Verstandesmenschen, einen geistig Geschulten, verwehre ich mich doch sehr gegen die Anmaßungen, von denen so manche unserer Intellektuellen leben. Und da ich immer für Beweisführungen einstehe, soll nicht versäumt werden, die Anmaßung, Individualität, dieser Gegensatz zu Vermassung, sei das Vorrecht der Intellektuellen, zu demonstrieren. Sie entspringt im allgemeinen einer tiefgründigen Kulturbeflissenheit, die an zu Ängsten führenden Herabsetzungen wie Halbbildung oder Nivellierung angebunden wird. Wenig bekümmern diese Propheten des Kulturuntergangs die Beziehungen zwischen höherer Kultur und Massenkultur, denn sie richten ihre Philippiken gegen alles, was ihrer eigenen Lebensauffassung und Lebensführung nicht entspricht. Da sie sich mehr an der Lektüre geisteswissenschaftlicher Traktate erfreuen als an Trivialromanen, vermassen diese ihrer Meinung nach die Moral von Verkäuferinnen; da sie es sich leisten können, zur Aufführung von *Carmen* nach Salzburg zu pilgern, vermaßt eine Jazzbearbeitung der Bizetschen *Habanera* das Musikempfinden von Jugendlichen; da sie in ihrem Wohnzimmer zwei echte Ölgemälde hängen haben, sprechen sie allen denen einen vermaßten Geschmack zu, die ihre Wände mit billigen Reproduktionen schmücken; und da sie auf Kosten des gepflegten Elternhauses Studienreisen nach Italien unternehmen konnten, Klavierspielen,

Kunstgeschichte und französische Konversation erlernten, sind alle diejenigen vermaßt, die heute omnibusweise auf die Akropolis geschleppt werden und ihre musikalischen oder bildlichen Genüsse über Schallplatten, Rundfunk oder Fernsehen beziehen.

Ich bin mir vollauf bewußt, daß diese Beispiele banal und ins Extrem gezeichnet sind. Darum werden wir einen Augenblick dabei verweilen müssen, sie dort einzuspannen, wo ihr *geistiger Hintergrund* Stützung gefunden hat. Hier stoßen wir nolens volens auf alle jene Untergangsphilosophien, die sich seit den Zeiten des Philosophen Hegel und in seiner Nachfolge als Künder der Welt vom Geiste her geben. Das gilt sowohl für die auf der rechten wie auf der linken politischen Denkweise Stehenden, wobei auffällig ist, daß dasjenige, was eigentlich von den rechtsgerichteten Hegelianern zu erwarten ist, nämlich die Befürwortung einer auf »substantieller Sittlichkeit« sich gründenden Weltordnung, mehr und mehr von den linksgerichteten Hegelianern propagiert wird. Sie übergießen ihren Ängste erweckenden Kulturpessimismus mit einem Zuckerguß von Vulgärmarxismus und führen demonstrativ einen Kampf gegen eine längst nicht mehr bestehende Bourgeoisie. Doch dieser Kampf ist ebenso wie ihre Proletariat betonenden Offenes-Hemd- und Verschmutzte-Jeans-Hosen-Attitüden nichts weiter als das äußere Zeichen eines inneren Zwiespalts, der sie von Marx nicht loskommen und die Verinnerlichung von Hegel nicht erreichen läßt. Sie dichten ihre eigenen Nöte und Ängste in eine Vermassung der

Gesellschaft und des Seins um. Ach, es ist schon ein Jammer, daß nur wenige den Mut besitzen, nach Jahrhunderten von Katastrophenphilosophien zur Entmythologisierung und Entmystifizierung all dieser Untergangstheorien – von der Erfahrung fortschreitenden Verfalls bis zur verzweifelten Hoffnung auf künftiges Heil – vorzuschreiten!

5

Verführung

Im Jahre 1957 erschien in New York ein Buch mit dem Titel *The Hidden Persuaders*. Es war von einem bis dahin nicht sonderlich bekannten Journalisten namens Vance Packard geschrieben. Der Titel war so aufsehenerregend, daß sich in vielen Ländern die Verleger darauf stürzten, die Schrift in Übersetzung auf den Markt zu bringen, so auch in Deutschland. Auch bei uns machte das Buch Furore, und zwar unter dem griffigen Titel *Die geheimen Verführer*, obwohl sich in jedem einigermaßen handlichen Lexikon nachschlagen läßt, daß »Persuader« (abgeleitet von »persuade« = überreden) eigentlich der »Überreder« heißen müßte. Aber das wäre kein zugkräftiger Titel, wobei auch zweifelhaft ist, ob es diese Personenbezeichnung überhaupt gibt. Immerhin, auch bei uns griffen viele Leser zu diesem Buch, ein Teil womöglich, weil er glaubte, hier etwas über die heutigen Don Juans und Casanovas zu lesen, ein anderer Teil, darunter vor allem Wissenschaftler aller Couleur, weil hier der Werbung, dieser mächtigen Industrie, die Leviten gelesen wurden.

Alldieweil Werbung ein Kommunikationsprozeß zwischen den Werbenden, genannt Kommunikatoren, und den Werbung Empfangenden, genannt Rezipienten, ist, war es vor allem an den Kommunikationswissenschaftlern, sich den Problemen einer Gegebenheit wie Werbung und natürlich deren Auswirkungen, sei es durch Beeinflussung, Suggestion, Überzeugung, Überredung, zuzuwenden. Sie griffen zurück auf von der Sozialpsychologie entwickelte Theorien – darunter Motivations-, Lern-, Verhaltens-, Wahrnehmungstheorie – und versuchten, die Wege zu erfassen, auf denen Attitüden, Handlungen, Meinungen, Glaubwürdigkeit, Selbstauffassung etc. mit Überredung bzw. Verführung in Verbindung stehen. Hie und da wurde auch von Emotionen gesprochen, aber nur selten zum Beispiel von Ängsten, die, durch Massen-Überredungsweisen herbeigeführt, bei einer *Verführung* der Massen enden.

Es gehört nun mal zum Beruf des Wissenschaftlers, jahraus, jahrein die einschlägige Literatur zur Kenntnis zu nehmen. Diesem ungeschriebenen Gesetz bin ich bis auf den heutigen Tag gefolgt, obwohl es meinen Augen nicht immer gut bekommen ist. Schlimmer noch, wenn mir Schriften und Untersuchungen zu Überredung, Werbung, Propaganda und Verführung vorlagen – ob nun so oder so angegangen –, überkam mich in vielen Fällen ein Übelbefinden. Ist doch die ganze Auseinandersetzung mit der Massenverführung und ihrer »Ängste erweckenden« Nutzung im politischen, ökonomischen, sozialen oder kulturellen Bereich von einer Auffassung geprägt, die die gesamte Gesellschaft als aus lauter gesegneten Dummbolden bestehend ansieht. Unentwegt erheben sich die sogenannten »warnenden Stimmen«, sprechen von Gefahren und Irreführungen, ohne je darüber nachzudenken, daß im Hintergrund des gesamten Verführungsgetöses mehr als Schönrednerei, Panikmache, Aufwiegelei und Abwiegelei gelegen ist, nämlich eine Attacke auf das Vernunftvermögen und die Verantwortung des Menschen. Ich möchte meinen, es bedarf keiner besonderen Einsicht, um zu erkennen, daß im Laufe der Geschichte die angreifende Geisteswelt mal sichtbar im Emporkommen ist, mal sich unsichtbar unter einem Dunst verbirgt. Ferner, daß wir Menschen nicht in unversetzter vernunftmäßiger Weise handeln, was sowohl für die verführenden Quellen und Bewegungen gilt als auch für die durch Beeinflussung zu verführenden Individuen, Mengen und Massen.

Anstelle dies zu erkennen bzw. in ihre alarmierenden Warnungen einzubeziehen, wetteifern die Verführungsanalytiker miteinander, wer das dunkelste Bild von der Zwecklosigkeit der Hoffnung des Menschen und der Unerbittlichkeit des menschlichen Schicksals zeichnen kann. Sie bestreiten nicht die Triftigkeit oder die Wirksamkeit von vernehmbaren Kraftworten, wenn es beispielsweise heißt: »Dies ist die letzte Chance«, um billig einen Restbestand von Orientteppichen zu erwerben; um die Demokratie zu retten; um die Potenz zu stärken; um

Geld steuerfrei anzulegen etc. Ganz im Gegenteil. Die an allen Ecken unseres täglichen Lebens auftretenden Warner vor unseren Ängsten halten die Voraussetzungen, von denen Propagandisten und Verführer bei ihren Beeinflussungsstrategien ausgehen, für so erwiesen, daß sie ihre Proteste nur noch gegen die Möglichkeit richten, die Gesellschaft werde durch verführende Machenschaften und Techniken zu einer verteidigungslosen und fügsamen Masse. Somit stoßen die Warner, auch wenn sie sich wissenschaftlicher Erkenntnisse bedienen, in ein Vakuum. Mit einer Grandezza ohnegleichen übergehen sie die Schulmeinung von der *Irrationalität* des Menschen, nach der das menschliche Verhalten von Kräften regiert wird, die unterhalb oder jenseits des Standes von bewußter Kontrolle liegen.

Ich möchte nicht so weit gehen zu behaupten, daß gerade wir Deutschen für Irrationalität besonders empfänglich sind, wie von manchen Seiten ausgeführt wird, wenn sie dem Aufkommen des Debakels des nationalsozialistischen Regimes nachgehen. Noch bin ich bereit, die Entwicklung zu einer immer stärker werdenden Irrationalität und der Pflege der deutschen Philosophie ab der Romantik zu Füßen zu legen. Wohl aber kann für mich kein Zweifel darüber bestehen, daß die kommerziellen wie die sozialen Verführer – mögen sie sich Werbung, Öffentlichkeitsarbeit, Meinungsforschung nennen – schon allein zum Erhalt ihrer althergebrachten Interessen sowie ihrer Machtposition sich der irrationalen Haltung eines Großteils der Bevölkerung bedienen. Sie sind zu den Propheten und Hohenpriestern eines Kults der Irrationalität geworden. Sind wir doch schon so weit, daß man versucht, uns glauben zu machen, die Stabilität der Wirtschaft hänge von einem stetig steigenden Niveau der Produktion ab und diese Abhängigkeit setze eine Konsumrate voraus, die ans Zwangsmäßige grenze und durch Erwägungen über Rationalität oder Nützlichkeit nicht eingeschränkt werden könne. Wenn uns vorexerziert wird, daß bei der Nutzung des einen Waschpulvers die Wäsche »weißer als weiß« werde, bei dem anderen sich im Nu Schmutzflecken auflösen und bei der Benutzung wieder eines anderen die Wäsche geschont und so sanft wie ein Katzenfell werde, dann schließen sich die Produzenten nicht nur dem Kult der Irrationalität an, sondern tragen überdies zu seinen Ursachen – Angst, die gute Wäsche zu ruinieren – bei.

Nun glaube man nicht, die beruflichen Verführer und in ihrem Schatten die Angstmacher hätten ihre Einwilligungstechniken aus den Fingern gesogen. Nein, sie haben sich von jeher der Unterstützung durch die Wissenschaft bzw. der von ihr entwickelten Theorien versichert, die ausgesprochen oder unterschwellig von dem Anhaltspunkt »Irrationalität« ausgehen. Hierbei stehen zwei Denkschulen im Vordergrund, die ich, um den Rahmen meiner Ausführungen nicht zu sprengen, ohne ausführliche Diskussion nur benenne. Es sind dies zum einen die Theorien einer sich auf das Prinzip von Stimulus und Reaktion verlassenden Verhaltenslehre und zum anderen die Freudsche Psychoanalyse. Beide Wissenschaftszweige – seit ihrem Bestehen fortentwickelt, verfeinert und unter anderen Namen, wie beispielsweise Motivations- oder Konditionierungsforschung, auftretend – sehen, vereinfacht gesagt, das Individuum als einen im wesentlichen passiven Handelnden, einen bloßen reaktionsempfänglichen Mechanismus, durch den und auf den unerbittliche äußere oder innere Kräfte ihren Willen und dessen Wege aufdrängen können.

Doch so einfach ist die Sache nicht. Schließlich verfügen wir Menschen auch über Kräfte des Widerstands, sind wir zu einem gewissen Grad immer noch Meister unseres eigenen Schicksals. Wenn es auch heißt, daß Menschen öfter tun, was sie aus Gründen, die sie denken, tun, ist das Tun weder in ihren Sternen, ihrer Kindheit noch in ihrem Instinkt oder ihrer Konditionierung gelegen, sondern in ihrem bewußten Selbst, nämlich daß sie sind, was sie sind. Was ich mich befleißige zu sagen, ist, daß trotz des von mir umrissenen Kults der Irrationalität, den die Massenverführer zum Stützpunkt ihrer Aktivitäten machen, kein zwingender Grund besteht, ihrer Ängsteherrvorrufung zum Opfer zu fallen, solange wir uns nicht von nach Macht gierenden Verführern kollektiver Art überrollen lassen. Hierzu wird es notwendig sein, derlei Bewegungen zusammenhängend einerseits auf ihre Bedeutung und Notwendigkeit hin zu überprüfen, andererseits auf jene ihnen innewohnenden Kräfte, mit denen sie auf der Klaviatur der Angsterweckung spielen. Als einem von vielen Beispielen wende ich mich als erstes der vielgerühmten und vielverdammten Werbung zu.

6

Werbung

Die Werbung, ihre Notwendigkeit und ihr Unnutz, ihre guten und schlechten Seiten stehen seit erdenklichen Zeiten zur Diskussion. So auch die Auswirkungen von Werbebotschaften auf das Verhalten der Menschen: Lassen sie sich davon beeinflussen, gehen sie ungläubig daran vorüber oder finden sie die von der Werbung dick oder dünn aufgetragenen Signale lästig, schädlich oder gar sittenwidrig? Auch fehlt es gegenüber Werbung, Werbeträgern und Werbefachleuten, diesen in Mengen tätigen Verführungstechnikern, nicht an Anklagen, Beschimpfungen und dem Ruf nach dem Kadi.

Die in unserer Gesellschaft fest verankerte, von Riesenumsätzen getragene Werbeindustrie weiß sich sehr wohl gegen ihre Angreifer und Bemäkler zu verteidigen. Als erstes läßt sie nicht davon ab, ihre Treuherzigkeit dadurch zu unterstreichen, daß sie nur das kommerzielle Ziel, den Verkauf von Waren zu steigern, verfolge. Dies geschehe durch Bekanntmachung eines Produkts, durch

Hervorrufung einer besonderen Einstellung gegenüber einem Produkt oder durch den Versuch, Kaufgewohnheiten zu verändern. Alles gut und schön. Aber bedient man sich bei der Erreichung des kommerziellen Ziels nicht auch noch anderer Elemente wie der ökonomischen Situation, Preisfestsetzung, Verpackung, des Vertriebs, des Merchandisings, der Öffentlichkeitsarbeit etc. und womöglich auch der Angst, man könne etwas versäumen, wenn man die Runzeln im Gesicht nicht sofort und allabendlich mit Superbananen-Creme behandle?

Wenn angegriffen und geschmäht, errichtet die Gilde der Werbefachleute eine weitere Verteidigungslinie, indem sie darauf besteht, mit der Verfolgung kommerzieller Ziele gleichermaßen Orientierungshilfen bzw. Leitbilder qualitativer Art anzubieten. Sie beruft sich dabei auf den von ihr in Anzeigen, in Fernsehspots, Broschüren oder auf Plakaten verwendeten Wortschatz, auf die *Anreize* zum Kauf der diversen Waren und ihrer Anpreisungen. Nichts Reißerisches, nichts Angsterweckendes komme über ihre Lippen. Nur Werte würden von der Werbung propagiert, und daher rühre auch, daß sich die Werbung einer hohen Akzeptanz erfreue. Ich werde mich hüten, diese Feststellung zu bestreiten, denn die von kostspieligen Markt- und Meinungsforschungsinstituten regelmäßig veröffentlichten Umfragen lassen mich wissen, daß die Mehrzahl der Befragten der Ansicht ist, Werbung spiele eine wichtige Rolle für das Funktionieren der Wirtschaft, trage zur Verbesserung der Produktqualität bei und fördere die Konkurrenz.

Diese nur auf das Wirtschaftsgeschehen ausgerichtete Selbstwerbung der Werbeindustrie kann mich, der ich den von der Werbung genutzten Anreizen nachzugehen suche, nicht befriedigen. Ich will wissen, mit welchen Stimuli, das heißt mit welchen Anregungen, Aneiferungen, Verlockungen, Verheißungen, Ermunterungen und Verleitungen auf den Käufer von Waren und Dienstleistungen eingehämmert wird. Zu diesem Zweck habe ich einige Monate lang ein Bündel von Zeitungen durchgesehen und aus jeder erschienenen Annonce die Eigenschaftsworte, mit denen anreizend geworben wurde, herausgeschrieben, ob für Bekleidung, Möbel, Geldanlagen, Autos, Eßwaren, Optik, Ausbildung, Tourismus, technische Geräte, Schmuck oder Pflanzensaft. Danach mußte dieser Mischmasch von Eigenschaftsworten in ihrer Ausrichtung kategorisiert werden, das heißt, es mußte aufgelistet werden, unter welche Kategorie von Stimuli sie fallen und welcher Kaufanreiz geschürt werden soll.

Das kleine, keineswegs sonderlich originelle Kunststück vermittelt ein Bild der auf Eigenschaftsworten beruhenden Anreizrichtungen, wie sie in den Werbemitteln enthalten sind. Da haben wir, ohne eine Rangfolge vorzugeben, als erstes ökonomische Stimuli, wie preiswert, billig, kostensparend; zweitens die Verbindung von qualitativen und funktionalen Stimuli, wie gut, wertvoll, dauerhaft, praktikabel; drittens Stimuli der emotionalen Anmutung, wie heimelig, vertraut, sich wohl fühlen; viertens auf Tradition Bezug nehmende Stimuli, wie klassisch, althergebracht, gediegen; fünftens ästhetische

Stimuli, wie aktuell, schön, modern; und nicht zuletzt Stimuli, die die gesellschaftliche Position ansprechen, wie individuell, selbstbewußt, persönlich und Selbstverwirklichung.

Alle diese und ähnliche Anreize werden von den Werbefirmen und ihren Gestaltern nach Einfall und Gutdünken einzeln oder vermengt eingesetzt. Sie sind alle so alltäglich positiv, so unbedarft und so heil, daß es geradezu frevelhaft erscheint, ihnen auch nur das mindeste an Angstmacherei anzuhängen, es sei denn, der gute und heile Klang der Werte anzeigenden Eigenschaftsworte läßt bei den Umworbenen Glöckchen der Skepsis, der Unglaubhaftigkeit, des Argwohns oder einer verpaßten Gelegenheit erklingen. Es wird hier gerne von einer *unbeabsichtigten* Wirkung der Werbung gesprochen, eine mir zu leichtfüßige Bestimmung. Denn bei unbeabsichtigten Wirkungen geht es nicht um die äußeren Wirkungen der Werbung auf die Einstellung des Konsumenten zu gewissen Waren, Dienstleistungen oder konkurrierenden Marken, sondern um Auswirkungen auf unsere Lebensauffassung und Lebensführung, auf unsere Einstellungen gegenüber Glück, Beruf, Sex, Jugend, Frauen, Männern, Geld, Gesundheit usw. – und auch gegenüber Angst.

Ich nehme ein Beispiel aus einem der wertvollsten Besitze des Menschen, nämlich der Gesundheit, die wir bekanntlich immer dann am meisten schätzen, wenn wir krank geworden sind. Zur Bekämpfung von Krankheiten sind Aberhunderte von Mittelchen erfunden worden, von denen die einen rezeptpflichtig sind, die anderen nicht. Während sich die Werbung für ein rezeptpflichtiges Medikament direkt an den Arzt wendet, auf daß er es bei passender Diagnose verschreibe, richten sich die Hersteller von nicht-rezeptpflichtigen Heilmitteln mit ihrer Werbung direkt an die Verbraucher, wofür die wunderschöne, nach medizinischer Gelehrsamkeit klingende Bezeichnung »Selbstmedikation« steht. Die Werbung für diese Präparate beschränkt sich im allgemeinen auf die Verwendung üblicher Heilung versprechender Eigenschaftsworte, wie heilsam, lindernd, lösend, beruhigend, stärkend etc. Andere Werbestrategen berufen sich bei der Propagierung von Leitbildern zur Selbstmedikation auf das ansteigende Gesundheitsbewußtsein der Bevölkerung oder auf das Schlagwort von der »Mens sana in corpore sano«.

Beide Vorgehensweisen bringen es zwar nicht zum Ausdruck, rechnen aber damit, daß so mancher Leidende für seine Rückenschmerzen, seinen Husten, seine Verstopfung oder was ihn sonst noch zur Selbstmedikation greifen läßt, weil ihn nicht nur das Herumsitzen im Wartezimmer des Arztes oder eventuelle Schmerzerregungen bei der Behandlung beängstigen, sondern schon der Gedanke an den Anblick des in einen weißen Kittel gehüllten Arztes, dieser Symbolisierung einer zwischen Tod und Leben stehenden Autorität, Angst erweckt. Diesen den Verkauf von rezeptfreien Selbstmedikationsmitteln stimulierenden Beängstigungen suchen die sich ethisch verantwortlich gebenden Hersteller entgegenzuwirken: Auf den dem Medikament beigefügten Gebrauchsanweisungen steht stets der gute Rat, bei eventuellen Verschlechterungen des Krankheitszustandes einen Arzt aufzusuchen, und bei der Fernsehwerbung für Schnupfen-, Husten-, Herz-, Nerven- oder Potenzmittel rasseln Schnellredner nach der Anpreisung einen Satz von Risiken und Nebenwirkungen herunter, für die Apotheker und Ärzte zuständig seien. Liegt nicht schon in dem Wort »Risiko« ein Angst erweckendes Element?

Mit diesem Beispiel möchte ich nicht den Eindruck erwecken, ich hätte etwas gegen Werbung für Selbstmedikationsmittel oder gegen Werbung überhaupt. Schließlich weiß ich so gut wie jeder, der seine Stimme für oder gegen Werbung erhebt, daß Werbung und mit ihr die Werbeindustrie ein für sich bestehender Teil nicht nur unserer Wirtschaft, sondern auch der westlichen Kultur ist. Ich gehe gar so weit zu sagen, daß Werbung eine Tradition besitzt und wir deshalb ihre Funktion in der Gesellschaft und ihren natürlichen Charakter als richtunggebende Überredung gelten zu lassen haben. Das will allerdings nicht heißen, daß wir Werbetechniken zu akzeptieren haben, wie Werbelüge und Werbetäuschungen, Werbung für schädliche Produkte und Werbung, die beabsichtigt oder unbeabsichtigt unannehmbare Antriebe hervorruft wie die uns interessierenden kleinen und großen Ängste. Es darf nicht sein, daß versucht wird, die Rolle des Bewußtseins oder des Nachdenkens mit welchen Mitteln auch immer einzuschränken oder auszuschließen, um so Ängste einkassieren zu können.

Schließlich führt das Erwecken von Ängsten – und handle es sich dabei nur um die unzureichende Information über die Qualität der angebotenen Güter – zur Einschränkung der freien Wahl durch Irreführung und versetzt den Konsumenten in einen Zwiespalt zwischen Verführung und Enttäuschung. Nur wenn ein Produkt oder eine Dienstleistung für den Umworbenen als Individuum wie als soziales Wesen einen gewissen *Wert* darstellt, versagen die Angstmacher, wobei sehr wohl zwischen objektiven und subjektiven Werten zu unterscheiden ist. Ein extravaganter modischer Haarschnitt besitzt für ein junges Mädchen kaum objektiven, wohl aber sehr viel subjektiven Wert, da es sich damit besonders hübsch und attraktiv findet. Auch Rauchen, das objektiv als schädlich eingestuft wird, kann subjektiv einen Wert besitzen, indem es entspannt, Geselligkeit kundtut, Appetit anregt etc.

Daraus hat sich dasjenige entwickelt, was ich die Antiwerbung, die Werbung gegen die Werbung, nenne. Sie kann nur über das Erwecken von Ängsten versuchen, den von der Werbung angesprochenen subjektiven Werten des Rauchens, des Alkoholverbrauchs oder der Kosmetika entgegenzutreten. Mit schwersten Geschützen, wie Lungen- und Hautkrebs, Magengeschwüren und Leberversagen, wird auf Raucher, Trinker oder Sonnenanbeter geschossen. Und wenn das nicht mehr hilft, wird die sogenannte moralische Verantwortung des Staates für die Volksgesundheit heraufbeschworen und die Werbung für Zigaretten, Alkoholika oder Sonnenöl verboten – nicht das Rauchen, nicht das Alkoholtrinken, nicht das Sonnenbaden.

Es ist nicht an mir, zur Tauglichkeit oder Untauglichkeit von Werbeverboten für Genußmittel Stellung zu nehmen, welch unliebsame und unbeabsichtigte Nebenwirkungen sie in Frankreich, Italien, Schweden oder in der Tschechischen Republik auch hervorgerufen haben mögen. Nur soviel kann nachgewiesenermaßen gesagt werden, daß mit Mitteln des gesundheitspolitischen Angstmachens durchgeführte Werbekampagnen und in ihrer Folge Werbeverbote in keiner Weise zur Minderung von Suchtproblemen beigetragen haben. Im Kapitel über Gesundheit und Süchte werden wir noch einmal ausführlicher hierauf zurückzukommen haben.

Nicht alle Werbe- und Antiwerbemodelle nutzen offen oder verborgen, direkt oder indirekt die Erregung von Ängsten gewichtiger oder belangloser Art zur Erreichung ihrer Ziele bzw. ihrer Zielgruppen. Auf Angstmacherei als Erfolgsrezept setzt nur eine Werbung, die von der Unterstellung ausgeht, Ursache und Wirkung stünden in einem direkten kausalen Zusammenhang. Das aber ist keineswegs der Fall. Vergessen wird hierbei die Persönlichkeitsstruktur des Menschen, seine Gabe der selektiven Wahrnehmung, die sich zwischen Ursache und Wirkung zwängt, um positiv oder negativ auf das Erwecken von Ängsten zu reagieren. Doch auch diese Erkenntnis wird manche Sektoren der Werbeindustrie nicht davon abhalten zu versuchen, mit Mitteln spitzfindiger oder einfältiger Angstmacherei Erfolge zu erzielen.

Ich habe Bedenken, den Scheinwerfer auf das Verhältnis zwischen Werbung und Angsterweckung zu eng gestellt zu haben. Mir scheint, es verlangt nach einem ausgedehnteren Rahmen, um die uns an jeder Straßenecke, in jedem Käseblättchen, in jedem Hörfunk- oder Fernsehprogramm entgegenkommende Werbung mit Ängsten hervorrufende Vermassung und Verführung in Verbindung zu bringen. Schließlich geht es mir ja nicht darum, mit billiger Kulturkritik irgendwem oder irgendeiner Organisation oder Institution mit Schuldzuweisungen zu kommen, sondern um die Bewahrung eines rational denkenden Kopfes angesichts von wahren oder vermeintlichen Störungen unseres physischen und geistigen Lebens. Um meine Besorgnis etwas zurückzuschrauben, werde ich mich an die Kommunikationswissenschaft halten und zusehen, ob sich von hier aus gangbare und umfassendere Wege zur Darstellung und zum Verständnis der Problematik eröffnen.

Wenn ich die von der Kommunikationswissenschaft entworfenen mannigfaltigen langen oder kurzen Erläuterungen zum Begriff »Werbung« auf eine knappe Formel zusammenführe, dann ist es die Zweckbestimmung der Werbung, ohne Bevorzugung der einen oder anderen Seite eine Beziehung zwischen Produzent und Verbraucher herzustellen. Wer dem zustimmt, erkennt Werbung primär weder als Kunst noch als Propaganda, sondern als ein Kommunikationsmittel. Und da sich Werbung bekanntlich an Massen von Verbrauchern wendet, ist sie als eine Form von *Massenkommunikation* zu sehen. Das heißt, daß Werbung, ob mit oder ohne Angst erweckenden Verführungseffekten, nicht nur auf Massenkommunikation beruht, sondern insgesamt Massenkommunikation und dementsprechend wie Presse, Radio, Fernsehen ein *Massenmedium* ist.

Dieser Tatsache wird nicht immer Rechnung getragen. Ebensowenig ihren Folgen, daß nämlich das Thema insofern noch längst nicht ausgereizt ist, als das Massenmedium Werbung nicht ohne die gedruckten und elektronischen Massenmedien auskommen kann, aber auch die gedruckten und elektronischen Massenmedien nicht ohne das Massenmedium Werbung.

Gerade aus dem engen Medienfamilienkreis Werbung und Fernsehen kommen uns seit geraumer Zeit höchst unerquickliche Nachrichten entgegen, bei denen auch Ängste eine Rolle spielen. Unter dem Hut von Medienpolitik und Medienwirtschaft versteckt, verlaufen sie in unterschiedliche Richtungen. So bereitet die Institution Werbung der Institution Fernsehen empfindliche Ängste, wenn sie ihr keine oder nur noch wenige Ausstrahlungsaufträge erteilt. Es kommt dann zu einem Aufschrei, der bei den kommerziell betriebenen privaten Fernsehstationen die Angst vor Verlusten und eventuellem Schließen der Pforten heraufbeschwört; bei den öffentlich-rechtlichen Anstalten die Angst vor Minderung des Besitzstandes, dem sogenannten »öffentlichen Auftrag«.

Der Unterschied besteht darin, daß die privaten TV-Stationen von Werbeaufträgen leben, ihre Eigentümer also wissen, daß sie auf ein gewisses Volumen an Werbesendungen angewiesen sind, während die von den der Bevölkerung zwangsweise auferlegten Gebühren lebenden öffentlich-rechtlichen Anstalten ARD und ZDF schon zu Anfang eines jeden Jahres wissen, mit wieviel Geld sie für das kommende Betriebsjahr rechnen können. Falls sie sich an dieses voraussehbare Budget halten, brauchen sie betriebswirtschaftlich gesehen keine zusätzlichen Einnahmen aus Werbeaufträgen, es sei denn, sie wollen damit Extravaganzen im Immobilien-, Technik- und Personalbereich finanzieren. Das Angstgeschrei der privaten Anbieter erscheint mir durchaus berechtigt – wer leistet schon gerne den Offenbarungseid. Das Existenzbedrohungsgejammer der öffentlich-rechtlichen einstmaligen Monopolanstalten hingegen halte ich für unberechtigt: Ihre Angstmacherei beeindruckt weder die Mehrheit der Werbetreibenden noch die Zuschauer.

Das Unternehmen »Privates Fernsehen« hat es in der Tat nicht leicht. Zum einen wird es in seiner Bewegungsfreiheit immer wieder von Gesetz- und Kontrollinstanzen eingeschränkt, zum anderen durch kritische Stimmen von Zuschauergruppen, selbsternannten Schutzorganisationen, elitären Fernsehverachtern und wehleidigen wirklichkeitsfremden Medienpolitikern. Gleich, ob es da heißt, Fernsehwerbung habe einen schlechten Einfluß auf Kinder, oder komme die Werbung, schalten die meisten Zuschauer um, oder Fernsehwerbung verteuere die Produkte, oder sie sei langweilig, kindisch, aufdringlich und vor allem, wenn sie bei Spielfilmen eingeblendet werde, durchaus störend – bei diesen und ähnlichen erwiesenen oder unerwiesenen Aussagen bleibt es nicht aus, daß sich sowohl bei den Werbeagenturen wie auch bei den Auftraggebern Ängste betreffend der Effizienz, der Kosten und der Wirkung ihres Unterfangens entwickelt haben. Natürlich sind die Werbenden ebenso wie die von der Werbung lebenden Fernsehanstalten daran interessiert, Beschränkungen, Vorwürfe und Vorurteile zu entkräften, kurzum den Angstmachern, aus welcher Ecke sie auch kommen mögen, entgegenzuwirken. Hierzu werden alle nur möglichen Mittel eingesetzt: Meinungs- und Marktforscher werden bemüht, Fachzeitschriften überschlagen sich mit statistisch aufgezogenen Beruhigungsartikeln, seriöse und unseriöse, hauptsächlich auf psychologische Wahrsagerei getrimmte Forschungsinstitute legen wissenschaftlich getönte Untersuchungen vor, und viele, viele Kongresse werden veranstaltet.

Indes, alle diese die Ängste beschwichtigenden Bemühungen bekommen meistens nur die Betroffenen zu Gesicht, nicht aber die Öffentlichkeit, die Millionen von Fernsehkonsumenten. Auch die Werbefachleute wissen bestens, daß Erläuterungen, Erhebungen, Untersuchungen und gescheite Diskussionen auf Tagungen nicht viel helfen, wenn es darum geht, ihnen die Angst zu nehmen, der Blick des Zuschauers entferne sich vom Fernsehschirm in dem Augenblick, in dem Werbung angekündigt und gezeigt wird. Letztendlich kann hier nur ein Programm helfen, das so interessant und spannend, erregend und handlungsreich, unterhaltend und aktuell ist, daß der Zuschauer, dem das leckere Katzenfutter und der sahnige Schokoladenriegel so lang wie dünn ist, an seinen Stuhl gefesselt bleibt, um nur ja nicht den Fortgang des Spiels, des Dramas, der Klamotte oder des Krimis zu versäumen. Ich muß jeden Augenblick dabeisein, wenn Inspektor Colombo den oder die Verdächtige/n geschickt um den Finger wickelt, und blinzele daher jedem zwischengeschalteten Werbespot gerne zu.

Damit bin ich wieder dort angelangt, wo ich zu Anfang angesetzt habe, als ich darlegte, daß die Medien Werbung und Fernsehen eine Familie sind, bei der das eine Medium mit dem anderen und umgekehrt innigst verbunden ist. Familienmitglied Werbung wird seine Ängste zumindest teilweise los, indem es auf Bruder Fernsehen bzw. seine Programmgestaltung Druck ausübt: Bringe ein Programm, das die Leute über die Werbung hinaus bei der Stange hält, oder du bekommst von mir keine Aufträge mehr! Und so beginnt der Tanz nach der Flöte der *Einschaltquoten* bzw. der Unternehmen, die damit beauftragt sind, den diversen Fernsehanstalten gegen teures Geld alltäglich eine Menge von Zahlen und Prozentsätzen zu liefern, die angeblich, oder sagen wir lieber ungefähr, aufzeigen, wer, was, wo an Sendungen eingeschaltet hat. Ängstlich blicken Programm- und kaufmännische Direktoren, Produzenten und Mitarbeiter auf die Einschaltquoten von Sendungen; denn bleiben sie leidlich hoch und stabil, sind die Werbeaufträge gesichert; fallen sie ab oder erreichen die Quoten nicht einmal eine vergleichsmäßig angebrachte Höhe, gehen die Werbeaufträge zurück oder werden gar keine mehr plaziert. Angstmacherei durch ein Zahlenspiel erreicht hier höchste Perfektion.

Obwohl unsere fest in der Medienlandschaft verankerten öffentlich-rechtlichen Fernsehanstalten nicht so lehenspflichtig wie die privaten Anstalten von Werbeeinnahmen und damit von Einschaltquoten abhängig sind, haben auch sie sich diesem Prozentsatzdiktat unterworfen. Wenn sie auch nicht um ihre Existenz zu bangen haben, so fühlen sie sich doch angesichts niederer Einschaltquoten bei einem Teil ihrer Programme in der Gunst der Zuschauer bedroht. Um sie wiederzugewinnen, verfallen sie auf den wenig genialen Coup, die böse Konkurrenz mit ihren eigenen Mitteln zu schlagen, das heißt, sie übernehmen deren Attraktionen in ihre Programme und forcieren sie. Dadurch haben sie sich den Grimm auch all derjenigen zugezogen, die bis dato nur den kommerziellen Stationen mit dem Vorwurf der Vermassung und Verdummung unserer Gesellschaft entgegengetreten sind – dieser aus Ängsten über den Untergang unserer Kultur geborenen Anschuldigung.

Folglich haben die Angstmacher nicht nur den kommerziellen, sondern auch den öffentlich-rechtlichen Sendeanstalten den Kampf angesagt. Denn diesen beiden unterschiedlich strukturierten Institutionen gehe es derzeit in erster Linie darum, Unterhaltung zu bieten, und, weiter, richteten sich nur nach dem Geschmack der Mehrheit des Fernsehpublikums. Diese richtungweisende Haltung der Mehrheit, ausgewiesen durch hohe Einschaltquoten, führe notgedrungen zur Einbeziehung, wenn nicht gar

Unterdrückung der Minderheit, wodurch sich dann jener gesamtgesellschaftliche Zustand ergebe, der, als Nivellierung, Konformismus, Halbbildung oder Vermassung umschrieben, Ängste erwecke. Letztendlich wendet sich die Gruppe der angst machenden Katastrophenapostel mit diesen stark emotional geladenen Bezeichnungen gegen die angebliche Geistlosigkeit des Fernsehens, was ihnen insofern wohl zupaß kommt, als sie in dem im Fernsehen gezeigten Programm einen von Gott gesandten Sündenbock für alles gefunden haben, was nicht das Ihre ist.

Wenn diejenigen, die in unserer Gesellschaft durch Beruf, Wissen und Urteilskraft dazu berufen sind, das kulturelle Erbe zu fördern und zu verbreiten, im Fernsehen mit oder ohne Werbung ihren Todfeind sehen, dann geschieht das einerseits, weil sie unterstellen, das Fernsehen sei nicht schöpferisch, sondern nur empfangend. Andererseits, weil sie befürchten, die Gesellschaft könne durch ein technisches Mittel einer völligen Verdummung entgegengeführt werden, könne ihre persönliche Note verlieren, verarme an Geist und Seele, kurz, werde einem Zustand entgegengeführt, bei dem jedwedes soziale oder kulturelle Geschehen dem Diktat eines auf niedrigstem Niveau sich bewegenden, von der Masse bestimmten Geisteszustandes gehorche. Diese von aus journalistischen, wissenschaftlichen und wirtschaftlichen Kreisen kommenden Angstverbreitern lautstark verkündeten Gefahren – selbst wenn man sie für übertrieben und ungerechtfertigt halten sollte – konnten von den Verantwortlichen nicht tatenlos hingenommen werden.

Und so begann man als erstes, in Rede und Schrift mit dem Zeigefinger auf die privaten, kommerziell geführten Fernsehanstalten zu deuten. Sie seien durch ihre nur der Werbeeinschaltung dienlichen Programme die Übeltäter. Da ihnen die Minderung des Geschmacksniveaus, das Anwachsen der Kriminalität, der Verfall der Werte und Moral, politische Oberflächlichkeit und Herabsetzung kreativer Kräfte zuzuschreiben sei, habe der Gesetzgeber einzugreifen, beispielsweise durch Werbeverbote, das heißt durch die Beschränkung ihrer wirtschaftlichen Grundlage. Dieses hinter den gesetzlichen Kulissen sich abspielende Vorgehen hat die seltsamsten Ergebnisse hervorgebracht. Dem Druck der Angstmacher folgend wurde beispielsweise Zigarettenwerbung, als der Gesundheit der Bevölkerung schädlich, vom Bildschirm verdammt. Werbung für Alkoholika ist jedoch nach wie vor erlaubt, obwohl die Deutschen nach neuesten Erkenntnissen mit 2,5 Millionen alkoholabhängigen Menschen im Jahre 1992/93 weltweit alle anderen Nationen »unter den Tisch« getrunken haben.

Als mit Werbeverboten wenig erreicht wurde, nahm man sich das zum Übeltäter gestempelte »kommerzielle Fernsehen« von einer anderen Seite, von den Programminhalten her, vor. Da es großenteils von in Amerika hergestellten Fertigprodukten lebt bzw. sie kopiert, wird, ohne das amerikanische Fernsehsystem genauer zu kennen, unterstellt, in den USA seien die Programme allemal mit dem angefüllt, was als »kulturell tiefstehende« Sendungen anzusehen sei. Dieser kulturelle Tiefstand, typisch für das vermaßte Intelligenzniveau der amerikanischen Bevölkerung – ein wohlbekanntes dümmliches und unerwiesenes Vorurteil –, zerstöre beim deutschen Menschen nicht nur seine sagenhafte Kulturbeflissenheit, sondern auch die Wertschätzung des vom nichtkommerziellen Fernsehen verbreiteten Hochstehenden, darunter unter anderem: Information über Weltereignisse, Erhaltung der freien Meinungsäußerung, Ausbreitung kultureller Elemente, Fortbildung, Bloßstellung von Vergehen und Korruption, Versorgung mit harmloser Unterhaltung für die müde Menge industrieller Arbeitskräfte und anderes Anspruchsvolles mehr.

Doch auch mit dieser Argumentation war nicht viel gewonnen. Also richtete man den Blick auf das eigene Haus und zeigt bei jeder einigermaßen passenden Gelegenheit, bei Talkshows, Berichterstattungen, Kultursendungen, Jubiläen und Festansprachen, daß bei uns nicht, wie böse Münder behaupten, etwa nur politische Popanze, gescheiterte Studienräte, halbausgebildete Künstler und sensationsbesessene Journalisten sitzen, sondern ein von Intellektuellen geleitetes Team von Intellektuellen, welches von der Verantwortung getragen ist, die es auf sich genommen hat. Sie wüßten nur allzu gut, daß der Verbraucher der Fernsehware dauernd der Gefahr ausgesetzt sei, zuviel oder zuwenig des Guten zu sich zu nehmen. Also muß die Fernsehware so durchsetzt werden, daß ihr Gehalt allen Voraussetzungen des Konsumenten entspricht und vor allem nicht seine Gesundheit, sprich seinen Geist, und seine geistigen Kräfte untergräbt. Drum herum mit einem Ausgleichs- und Kontrastprogramm, oder wie immer man den Mischmasch zu benennen gedenkt, bei dem Volksmusikanten, Spielfilm, die Züchtung von Rassepferden, die Herstellung von Rizinusöl, Klatsch, Politik und Kultur nahtlos aufeinanderfolgen. Ein planlos zusammengemengter Programmcocktail feiert Triumphe, nur weil befürchtet wird, irgendwer aus der mächtigen Gruppe der mit Angstbeschwörungen durch die Gegend ziehenden Kulturkritiker und Untergangspropheten würde mit dem Finger darauf deuten, daß das Fernsehen schon wieder nicht »Jedem das Meine« gegeben hat.

Wenn alle Mittel versagen, um die Angstmacher in die Schranken des vernunftmäßigen, wirklichkeitsnahen Denkens zu verweisen, dann wird der Spieß umgedreht und die Schuld für kulturellen Niedergang, für Nivellierung, Konformismus und Vermassung global uns, dem Fernsehpublikum, zugeschoben. Denn wir sind es ja schließlich, so heißt es, die, wie die Einschaltquoten zeigen, in erster Linie der schlechten, kulturell tiefstehenden Ware Beifall zollen. Das Publikum sei an die als schlecht angesehene Ware gewöhnt worden, was zur Folge habe, daß das qualitativ Hochstehende im Bewußtsein unserer Gesellschaft vom Schlechten völlig überdeckt oder gar völlig verdrängt worden sei. Dieser der Weisheit letzter Schluß gipfelt bei den mit dem Angstwedel durch die Medienwelt ziehenden Kultur- und Menschheitsrettern bei Verkündungen, nach denen uns das Fernsehen insgesamt, ob mit oder ohne Werbung, in den Tod der geistigen Umnachtung führt. Dabei übersehen sie geflissentlich zweierlei: erstens, daß die technische Errungenschaft »Fernsehen« ebenso wie die ökonomische Gegebenheit »Werbung« von der Gesellschaft akzeptiert und institutionalisiert wurde, weil beide der Befriedigung von Bedürfnissen der Gesellschaft dienen. Zweitens wird der Einfluß beider Einrichtungen weit überschätzt, und zwar nicht nur von den Angstmachern, sondern auch von den hinter beiden Institutionen stehenden Menschen. Sie glauben an ihre Machtposition, mit der sie in der Lage sind, sozialen und kulturellen Wandel und Fortschritt um des Bestehens ihrer selbst willen aufhalten zu können. Doch da irren sie gewaltig. Denn welche Organisation oder Institution auch immer von der Gesellschaft auf ein Podest erhoben wird, kann von der gleichen Gesellschaft wieder zu Boden gestürzt werden. Darum gilt es, der Angstmacherei auf die Spur zu kommen, ihre verzwickten Wege aufzuzeigen bzw., vielleicht etwas zu hochfahrend gesagt, sie zu demystifizieren, wie es Absicht und Ziel dieses Buches ist.

7

Kultur

Ist man einmal – mit oder ohne Professur – als Soziologe bekannt, dann kann das ebenso lästig werden, wie wenn bekannt wird, man sei Arzt. So, wie sich bei Einladungen, Plauderstündchen oder Heimabenden die Gäste auf einen anwesenden Arzt stürzen, um zu fragen, was man gegen Haarausfall machen kann, ergehen an mich Fragen, die regelmäßig mit den Worten: »Wie sehen Sie dies oder das als Soziologe?« beginnen. Um mich nicht grundlegend zu blamieren, vor allem wenn ich von der angeschnittenen Frage nicht die blasseste Ahnung habe, setze ich meine weiseste Miene auf und ziehe mich mit gewichtigen Fachausdrücken wie Funktionserfordernis, Maximierungsregel, Komplexität oder Sinnadäquanz aus der Affäre. Manchesmal gelingt es, manchesmal auch nicht – immer aber bleibt es beeindruckend, zumindest für den Ruf meiner Wissenschaft.

Ehrlich gestanden, dieses heimtückische Vorgehen empfinde ich gegenüber mir selbst als eine Fehlleistung, womit ich zu einem wunden Punkt in meinen bisherigen Ausführungen komme, dem in der Form einer Erläuterung augenblicklich ein Pflaster aufzulegen ist. Ich habe im Vorübergehen mehrfach von der kollektiven Angstmacherei als von einer *sozialen Bewegung* gesprochen, ohne auch nur ein Wort darüber zu verlieren, um was es sich dabei – den Ausdruck vom Soziologen benutzt – handelt.

Ich fasse mich kurz und werde vermeiden, die Erläuterung mit gelehrigen Worten zu befrachten – Untiefen einbegriffen. Ganz allgemein gesprochen sind unter »sozialen Bewegungen« prozeßhafte kollektive Handelsabläufe zu verstehen. Sie kommen uns als religiös, politisch, kulturell, sozial oder künstlerisch gekennzeichnet entgegen. Ihr Entstehen läßt sich auf gesellschaftliche Umbrüche und Aufbrüche zurückführen, die meist mit emotionellen, triebhaften und enthusiastischen Momenten durchsetzt sind. Dabei treten sie epochenhaft in Erscheinung und verlaufen – wie die Angsterweckung – in Kurven, die mit Anstieg beginnen, einen Gipfel erreichen und bei Abstieg enden. Manche unter ihnen institutionalisieren sich und, wie beispielsweise die »Arbeiterbewegung«, organisieren sich in Parteien, Verbänden, Genossenschaften usw. und verfügen über einen aus Führern, Gefolgsleuten und Mitläufern bestehenden Personalbestand. Andere wiederum entbehren der Organisation und Institutionalisierung, zum Beispiel Bewegungen wie die italienische Renaissance, in der künstlerische, philosophische und wissenschaftliche Bestrebungen zusammengingen und ein neues Lebensgefühl, einen ganz bestimmten *Gruppengeist* hervorriefen.

Kennzeichnend für eine soziale Bewegung wie die uns beschäftigende Angstmacherei ist ihre Umrißlosigkeit. Sie läßt sich schwer an bestimmten Personen festmachen, zumal oft unklar ist, wer dazugehört und wer nicht. Wer immer die Gefolgsleute auch sind, sie verbreiten Überzeugungen, Werthaltungen, Ideen und Dogmen, die mehr oder weniger die ganze Gesellschaft beeinflussen, und sei es auch nur durch die Auslösung von Widerspruch und Gegnerschaft.

Ein unersetzlicher Stützpfeiler unserer Gesellschaft ist die *Kultur.* Glattzüngig und unveranschlagt wird sie als Mittlerin und als Identifikationsmöglichkeit, als Forum der Begegnung und der Verständigung gewürdigt und von denjenigen, die von ihr auf die eine oder andere Weise leben, hochstilisiert als die eigene Art des Ausdrucks eines jeden Menschen, seiner Gefühle und Gedanken über sich selbst, seines Wertebewußtseins und seiner Beziehung zu anderen Menschen. Diese gewaltige Aufgabe, selbst wenn sie nur in nichtssagende Redensarten eingebunden wird, muß gehegt und gepflegt werden, denn immerwährend drohen Gefahren: die der Abwertung und des Niedergangs der Kultur. Darum die vielen Berufenen und Unberufenen, der Haufen von Offiziellen und Nicht-Offiziellen, die sich um den Schutz und die Förderung unserer Kultur bemühen. Kulturprojekte werden entworfen, kulturpolitische Tagungen reichen sich die Hand, Anforderungen an die Kultur im Wandel werden diskutiert, Kulturräte eingerichtet, Kulturberaterverbände gegründet und ähnliches mehr, um in letzter Sorge Lehrstühle für Kulturmanagement zu errichten und darüber Handbücher zu veröffentlichen.

Niemandem unter diesen Beflissenen möchte ich den guten Willen absprechen noch das Recht, sich mit der Gegebenheit »Kultur« sein täglich Brot zu verdienen oder einen gesicherten funktionärsähnlichen Posten zu ergattern. Ich frage mich nur, wollen sie für etwas einstehen oder gegen etwas angehen? Wenn sie beispielsweise Konzepte für Kulturentwicklungspläne oder für Aufgaben der Kulturarbeit vorlegen, bekümmern sie sich da um die menschliche Kultur, um den *handelnden* Menschen in Wirtschaft, Gesellschaft, Staat, Recht und Kirche, um den *denkenden* Menschen in Entdeckung, Erfindung, Wissenschaft und Technik oder um den *gestaltenden* Menschen in Kunst, Philosophie und Religion? Oder liegen ihnen Kultur und Kulturbereiche am Herzen als von Generation zu Generation übermitteltes schutzbedürftiges soziales Erbe, als ein nicht von der Gesellschaft abtrennbares unterwiesenes und erlerntes Verhalten, als Lebensanordnung oder als etwas völlig unabhängig Überorganisches?

Gewiß bilden diese Einordnungen für die Kulturbeschützer und Kulturförderer den Leitfaden für ihr Tun, und wenn sie ihn auch nur wie ein zu ihrer Legitimation dienendes Gütezeichen vor sich hertragen. Eben das ist verwirrend, und zwar sowohl für die Kulturfürsorger, die Kulturorganisatoren, die Kulturvermittler als auch für die

Kulturnutzer und die Verbraucherschaft. Wozu diese Verwirrung geführt hat, zeigt sich am deutlichsten bei der *Profanierung* von Inhalt und Form des Begriffs Kultur. Was einst hehr auf einer erstrebenswerten Plattform stand, ist auf Alltäglichkeit reduziert worden, indem gesellschaftliche Aktionen unterschiedlichster Art »Kultur« als Signum tragen, was von Freizeitkultur, Essens- und Trinkkultur, Stadtkultur, Wohnkultur, Sportkultur, Fernsehkultur bis hin zu Sexkultur reicht. So kommt Kultur in aller Munde – auch in die derjenigen, die der Kultur bzw. dem Kulturellen sowie den Kulturträgern dazumal mit Hochachtung, Wertschätzung und Befangenheit entgegentraten.

Hiergegen muß angegangen werden, zumal Befangenheit ein Element dessen enthält, was gemeinhin als Berührungsangst bezeichnet wird. Kommt dem ein Gemenge aus Schauernachrichten hinzu, bestehend aus der Kürzung von Geldern für Kultur allgemein und gewisse Kulturbereiche im speziellen, aus Warnrufen über den Abstieg der Bildung, über den Verderb der deutschen Sprache, über die Rückentwicklung des Bücherlesens und der Hausmusik sowie über den lamentablen Dienst des Fernsehens an der Kultur – dann werden in dieser oder jener Schicht unserer Gesellschaft Ängste erweckt, ob die Todesschreie der Statistiker nun stimmen oder nicht. Das durch die Grausamkeit des Naziregimes stark lädierte Image von uns Deutschen als »Kulturvolk« – mit viel Mühe und Tatkraft durch die Nachkriegsgenerationen einigermaßen wiederhergestellt – ist angekratzt, und weil denkende, handelnde oder gestaltende Kultur das beste Aushängeschild für das Gesamt einer Bevölkerung wie für das einzelne Mitglied ist, ist Angst an der Tagesordnung. Wir stehen doch nur auf einem Bein, wenn es heißt »Deutschland ist ein führendes Industrieland« und nicht auch »Deutschland ist ein gewichtiges Kulturland«. Abhilfe muß geschaffen werden, auf daß die Ängste vor einem eventuellen Verfall der Kultur nicht überhandnehmen, Gefahren und Konflikte erwecken und Schaden anrichten.

Genau auf dieser Laute der Eventualitäten spielen all jene Unterfangen, die ihre Tätigkeiten unter die Überschrift »Kulturarbeit« stellen: Sie arbeiten für die Kultur und lassen die Kultur für sich arbeiten, wobei sie zu gleicher Zeit Ängste schüren und Ängste ausbeuten. Der Kultur wird die Angst in den Nacken gesetzt – was immer sie auch sei.

Ich weiß, das sind böse Worte, die um ihrer Gebührlichkeit willen nicht verallgemeinert werden dürfen. Im Grunde genommen rühren sie daher, daß Begriff und Inhalt von Kultur wie Wurfgeschosse genutzt werden – und wo man trifft, da ist es interessant. Die Breiten der Kultur sind so weitläufig, daß es selbst den sich hiermit beschäftigenden Wissenschaftszweigen kaum gelungen ist, sie faßbar vorzustellen, was unweigerlich dazu führen mußte, der Kultur sowohl den Weg zur Ausbeutung zu eröffnen als auch sie mit Ängsten und Macht zu umgeben. Eine Unübersichtlichkeit sowohl für die Gebenden wie die Nehmenden feiert ihre Feste, mit der sich wunderbar manipulieren läßt, handle es sich um die Erweckung, die Nutzung oder die Beschwichtigung von mit Kultur im Zusammenhang stehenden Ängsten. Dieser Unübersichtlichkeit ist an dieser Stelle Halt zu gebieten, damit weder ich mit meiner Musterung und Argumentation noch der Leser mit seinen angesichts der Kultur bewußten oder unbewußten Ängsten ins Bodenlose falle.

So ungern ich auch doziere, weil stets die Gefahr besteht, bei einem bleiernen Monolog zu enden, müssen jetzt, wenn auch noch so gedrängt, den Ein- und Entgrenzungen des Begriffs »Kultur« ein paar Seiten gewidmet werden. Einmal, weil ich meine Ausführungen nicht feuilletonistisch in der Luft hängen lassen will; zum anderen, um Gleichgültigkeit gegenüber einem uns allen kostbaren und unvergänglichen Lebensgut und seiner Verschandelung entgegenzuwirken.

Es gibt kaum einen Wissenschaftszweig, der sich nicht mit dem Begriff »Kultur« auseinandersetzt. Er wird gedreht und gewendet, mit Theorien übergossen und manchmal bis zur Unkenntlichkeit zerredet. Da der Begriff mit den verschiedensten Werten angereichert ist, wechselt seine Rolle beträchtlich von einem Autor zum anderen. Das hat nicht nur dazu geführt, daß ein amerikanischer Wissenschaftler mehr als sage und schreibe 250 Definitionen des Begriffs zählen konnte, sondern auch dazu, daß sich so mancher Autor entweder mit undurchsichtigen Fachworten oder mit geschwollenen Sätzen über die vom Menschen geschaffene Umgebung aus der Affäre zieht, einem künstlichen Milieu, das im Geiste eines jeden Menschen Spuren hinterlassen hat. Mit diesem Wust habe ich mich in meinen Vorlesungen und Seminaren jahrelang so ausgiebig herumgeschlagen, daß ich es mir jetzt erlauben kann – wohlgemerkt um der Sache willen –, in diesem Mini-Exkurs einen kurzatmigen Extrakt vorzulegen.

Die ganze Mißhelligkeit begann mit der aus der idealistischen Tradition der deutschen Kulturphilosophie stammenden Unterscheidung zwischen Kultur und Zivilisation, eine Entgegensetzung, die sich im außerdeutschen Sprachbereich nicht findet. Gemäß philosophischen Wörterbüchern meint Zivilisation: die Gesamtheit der zweckrationalen Einrichtungen zur Daseinserleichterung; Kultur: die Formen der Daseinssteigerung und Selbstdarstellung des Menschen in Kunst, Religion, nichttechnischer Wissenschaft usw. sowie in Institutionen wie Schulen, Theatern, Bibliotheken usw., die diesem Zweck dienen. Im gleichen Sinne, aber etwas anders umschrieben, werden unter Zivilisation primär wissenschaftliche und technische Kenntnisse verstanden sowie, daraus folgend, die Beherrschung von natürlichen Ressourcen; unter Kultur die künstlerischen, religiösen, philosophischen und ähnliche Produkte einer Gesellschaft. Aus diesen stark philosophisch gefärbten Vorstellungen ist die zunächst von den Archäologen und Anthropologen verwendete, später im Schnellverfahren gemeinhin übernommene Unterscheidung zwischen materieller Kultur (zum Beispiel Technik) und immaterieller Kultur (zum Beispiel Musik) hervorgegangen. Nicht genung damit, wird auch noch zwischen objektiver und subjektiver Kultur unterschieden. Hierzu heißt es: »Unter objektiver Kultur verstehen wir die gesamten Objektivationen des Geistes, die in ihrer historischen Entwicklung zum menschlichen Vermächtnis geworden sind. Hierzu gehören die Religion, die Wissenschaft, die Kunst, der Staat und die Lebensformen. Dagegen sprechen wir von subjektiver Kultur, wenn ... die Seele ihre Erfüllung nicht durch sich selbst, durch eine Wendung nach innen, sondern auf dem Umwege jener Kulturobjektivationen, nämlich durch deren Aneignung erstrebt.« (Karl Mannheim, *Wissenssoziologie,* 1964)

Gleich, ob man nach vergangener idealistischer Tradition zwischen Kultur und Zivilisation zu unterscheiden wünscht, oder ob man die materielle Kultur der immateriellen gegenüberstellt, gleich auch, ob von objektiver oder subjektiver Kultur gesprochen wird – das eine wie das andere kann nur als ein dem *sozialen Geschehen* innewohnender Bestandteil angesehen werden. Allerdings ist das soziale Geschehen weder statisch noch ortsgebunden, und daher rührt es, daß je nach dem vorherrschenden Zeitgeist mannigfaltige Konzepte und Klärungsversuche vorliegen, von denen ich nur einige wenige vorgelegt habe. Aber selbst dort, wo im Definitorischen keinerlei Übereinstimmung herrscht und die erkenntnistheoretischen Darstellungen sich geradezu überschlagen, steht das soziale Geschehen stets im Vordergrund. So auch in der im Jahre 1872 niedergeschriebenen, klassisch gewordenen Umschreibung des Engländers E. B. Taylor, die lautet: »Kultur ist das umfassende Ganze, das Wissen, Glauben, Kunst, Sitten, Gesetz, Brauch und alle anderen vom Menschen als Mitglied der Gesellschaft erworbenen Fähigkeiten und Gewohnheiten in sich schließt.« (In: *Primitive Culture,* London 1872, S. 1) In diesem in seiner Kürze so prägnanten Satz ist zu unterstreichen, daß die Fähigkeiten und Gewohnheiten *erworben* sind, und zwar von uns Menschen als *Mitgliedern der Gesellschaft* – insgesamt also nicht vom Himmel gefallen sind, sondern sich im Rahmen des sozialen Geschehens innerhalb der Gesellschaft entwickelt haben.

Nach dieser kurzen Bestimmung kann ich geruhsam den Faden wiederaufnehmen, der dort endete, wo das Hervorrufen von Ängsten um Kulturverlust oder Kulturerniedrigung mit einer teils besorgten, teils besänftigenden Miene von einer Gruppe von Berufenen und Unberufenen für ihre ureigensten Zwecke – lauten sie Macht, Einfluß, Beflissenheit oder Geschäft – nutzbar gemacht werden. Damit schlagen wir ein anderes Kapitel auf und wenden uns einer Gruppe zu, die mit Bezug auf Kultur der Angstmacherei huldigt, wenn auch auf einem ganz anderen Niveau. Ich nenne sie kurzerhand die *Kulturpessimisten,* ein wenig gefälliger Ausdruck, zumal sich unter ihnen Gipfelstürmer unseres Kultur- und Geisteslebens befinden. Sich an sie, die auch öfter den angriffslustigen Namen »Kulturkritiker« tragen, heranzuwagen, bedarf des Mutes. Gehören doch zu ihnen Geistesgrößen wie Rousseau, Schopenhauer, Nietzsche, Burckhardt, Spengler, Simmel, Freud, Adorno, um nur diese zu nennen. Ich kann nicht sagen, daß ich mich in alle ihre Schriften oder die ihrer Epigonen vertieft habe, was mir oft genug, wenn auch hinter vorgehaltener Hand, bei Auseinandersetzungen mit meinen Schriften angekreidet worden ist. Doch meine ich, daß ich diejenigen, die von der Welt als Jammertal, als Schauplatz der Eitelkeit, von Heilung von der Kultur und vom Unbehagen in der Kultur sprechen, als Pessimisten ansehen kann, weil sie mehr der Abneigung huldigen als der Zuversicht. Ist es nicht Angst erweckend, wenn Kultur zum Sündenbock existentieller Grundfragen gemacht wird?

Einer dieser Sündenböcke, wenn nicht gar der gängigste, ist die sogenannte *Massenkultur*, die, um ihr das Odium des Bedenklichen ein wenig zu entziehen, öfter als Populärkultur gekennzeichnet wird. Sie wird von der zum guten Teil von zu großen Versprechungen lebenden kulturpessimistischen Bewegung und ihren Vertretern mit solch angriffigen Ängsten überzogen, daß sie leichterhand Angst erweckend auch ihre Nutzer treffen. Das Übel aller Zeiten bis hin zu einer dem Trivialen huldigenden Barbarei wird an die Wand gemalt, so daß ich nur noch im geheimen Courths-Mahler-Romane lese oder alten Schnulzen lausche. Diesen über die Momente der Angst erzeugten Herrschaftsgelüsten ist durch Aufklärung ihre Kraft zu entziehen, allein schon um sich die *Freiheit* der Lebensführung nicht einschränken zu lassen.

Will man sich der geistigen Angstmacherei entziehen, wenn sich die Kulturpessimisten mit krauser Miene über Erscheinungen und Folgen der Massenkultur – wie Nivellierung und Verfall der Kultur, Ersatzkultur, Konformismus und Verdummung – hermachen, gilt es, der Herkunft dieses mit gönnerhafter Herrschsucht befleckten Begriffs nachzugehen. Der Begriff »Massenkultur«, über den sich nirgends eine eindeutige Umschreibung findet, wurde zur gleichen Zeit gebräuchlich, als das Konzept von der Massengesellschaft entwickelt wurde und die Diskussionen darüber entstanden. Unzählige von Wissenschaftlern, Pamphletisten, Menschenrechtlern, Zeitgeistlern und Lobpreisern verfaßte, streckenweise recht willkürlich anmutende Theorien aus philosophischer, psychologischer, anthropologischer, soziologischer oder bildungsbedürftiger Sicht haben Tausende von Buchseiten angefüllt und sich – so hoffnungslos es sich auch erwies – in der Ablehnung bzw. der Bekämpfung der Massenkultur ergangen. Vor allem wurde der Massenkultur ihre »Machbarkeit« vorgeworfen. Das heißt, obenhin gesehen, man wendet sich gegen eine massive Produktion und eine massive Konsumption von Kulturelementen durch eine Menschenmasse. In Wirklichkeit wenden sich die Unheilsverkünder und Angstmacher jedoch gegen den aus dem sozialen Wandel hervorgegangenen Übergang von einer »Kultur für die Elite« zu einer »Kultur für die Massen« bzw. gegen deren Parallelität.

Die der Massenkultur gegenübergestellte *Elitekultur* beruht auf einer Auffassung von Kultur, wie sie sich von der Antike bis etwa zur Aufklärung findet. Bis zu dieser Zeit wurde nur die gesellschaftliche Oberschicht als kulturtragend angesehen, denn nur sie, so wurde immer wieder betont, besaß hierfür die geistigen und wirtschaftlichen Voraussetzungen. Nur ihr waren die Vergegenständlichungen der Kultur, wie sie sich in der Philosophie, der Kunst und der Wissenschaft manifestieren, zugänglich. Kurzum, Kultur war ein Privileg der Elite; denn losgelöst vom Kampf um die Existenz, konnte sie Bestrebungen nach Veredelung, Verfeinerung und Formung der menschlichen Persönlichkeit gerecht werden. Dieser Auffassung des Kulturbegriffs steht noch die Zeit des Klassizismus und des deutschen Idealismus nahe. Kultur stelle ein eigengesetzliches, erstrebenswertes Lebensideal dar; sie führe den Menschen durch ihre Verselbständigung, ihre Verfeinerung in Sitte und Lebensführung zu den wahrhaft menschlichen Werten, denen Adolph von Knigge in seinem Bestseller *Ueber den Umgang mit Menschen* so beredt Ausdruck verliehen hat.

Doch die Zeiten, als eine exponierte Gesellschaftsschicht als kulturtragend galt, sind vorüber. Wir haben der Gegenwart in ihrer sozialen Wirklichkeit ins Auge zu sehen und stellen ohne großen Wortschwall fest, daß im Zuge des gesellschaftlichen Wandels die Masse weitgehend Funktionen der ehemaligen Elite übernommen hat. Daher muß der Masse heute durchaus die Rolle des Kulturträgers und Kulturkonsumenten zugesprochen werden, auch wenn die Kulturpessimisten – meist doch nur um der Erhaltung ihres Exklusivitätsanspruchs willen – hiergegen ihre Tiraden sowie mal hintergründig, mal vordergründig ihre Angstaufpeitschungen vom Stapel lassen. Da die Masse sowohl ökonomisch als auch bildungsmäßig die Voraussetzungen erfüllt, um am Kulturprozeß teilnehmen zu können, ist es durchaus berechtigt, von einer Massenkultur zu sprechen; allerdings nicht im negativen Sinn. Elitekultur und Massenkultur sind gleichermaßen auf bestimmte Gesellschaftsstrukturen bezogen und kennzeichnen dementsprechend die Abhängigkeit der Kulturauffassung vom Gesellschaftstyp. Wir dürfen uns nicht durch den Schrecken und Angst erweckenden Versuch so mancher Denker und Publizisten irremachen lassen, die die Kultur und ihre Schöpfungen in die erlesenen Hände einer intellektuellen Elite zurückzuführen wünschen.

8

Kulturindustrie

Es ist noch nicht sehr lange her, da wirkten an der Universität in Frankfurt am Main zwei Sozialphilosophen mit Namen Max Horkheimer und Theodor W. Adorno, die mit ihren einzeln oder gemeinsam verfaßten Veröffentlichungen einen weitreichenden Einfluß auf das deutsche Geistesleben hatten und stets noch haben. Beide waren wie ich von den Nazis aus Deutschland vertrieben worden und kamen nach dem Zusammenbruch des mörderischen Regimes in ihre deutsche Heimat zurück: Horkheimer und Adorno aus dem progressiven Amerika, ich aus dem weitab liegenden lethargischen Australien. Adorno, ein Geist zu Pferd, wurde mir durch seine höchst philosophisch gehaltenen Äußerungen über Musik und Musiksoziologie bekannt, die mir, dem Vertreter einer empirischen Musiksoziologie, nicht zusagen konnten. Wir gingen in heftiger, aber dennoch gebührlicher wissenschaftlicher Weise gegeneinander an. Die Außenwelt sah uns als Erzfeinde, und man hütete sich gar, uns gemeinsam zu Tagungen einzuladen. Indes, während man uns als bitterböse, gegeneinander aufgebrachte Streithähne meinte, hatten wir uns schon längst persönlich kennen- und schätzengelernt – wohlgemerkt auf dem Gebiet der Musik- bzw. Kunstsoziologie. Wo wir uns aber nie verstanden haben, das war dort, wo Adorno (zusammen mit Max Horkheimer) den Begriff der *Kulturindustrie* in die Debatte brachte. Dieser Begriff wird bis auf den heutigen Tag von all denjenigen mit Wonne aufgefangen, die nichts Besseres zu tun haben, als Ängste über den Niedergang der Kultur in all ihren Facetten zu verbreiten.

In jedem zweiten oder dritten Beitrag zur kulturellen Situation unserer Gesellschaft – Kultur im weitesten Sinne des Wortes begriffen – tritt mit oder ohne Berufung auf Adorno und Horkheimer Kulturindustrie als Argument wie ein Schreckgespenst auf. Grund genug, uns mit ihm, diesem Angsterwecker, auseinanderzusetzen, ihn zu demystifizieren.

Vorausgeschickt muß werden, daß die mit Verachtung oder Kampfansage behaftete Begriffskonstellation »Kulturindustrie« nicht – wie immer ad gloriam unterstellt wird – von Adorno geprägt worden ist, was er übrigens auch nie behauptet hat. Der Ausdruck trat um die Mitte des 19. Jahrhunderts in Erscheinung, als die großen Weltausstellungen mit den dort gezeigten Erfindungen und Produkten die Gemüter zu beunruhigen begannen. Vor allem waren es die Ästhetiker, Männer wie die Engländer John Ruskin (1819–1900) und William Morris

(1834-1896), die auf die Barrikaden stiegen, um gegen eine »industrialisierte Kultur« anzugehen. Sie riefen zu einer genauen Trennung zwischen Kultur, ihrem Ideal des Exzeptionellen, und Industrie mit ihren Bestandteilen wie Kollektivierung, Standardisierung, Mechanisierung und der Unterdrückung persönlicher Freiheiten auf.

Was seinerzeit ästhetisch abgelehnt wurde, machte mit fortschreitender Industrialisierung wie ein Schlagwort die Runde, um soweit wie möglich alles in der Nähe des Sozialkulturellen Liegende herabzusetzen, zu bekämpfen bzw. mit Ängsten zu überziehen. Inzwischen ist ein Zustand erreicht worden, bei dem der Angriff sowie die Angstmacherei unter dem Befund »Kulturindustrie« sich nicht allein gegen die Massen- bzw. Populärkultur und ihre Produzenten richtet, sondern überdies gegen den Befund »Massengesellschaft«, deren Mitglieder wir nun mal sind, ob wir wollen oder nicht.

Alles begann mit der Heraufbeschwörung eines Gegensatzes zwischen Kulturäußerungen und Technik, eine Thematik, die seit dem Eintritt der westlichen Gesellschaften in das sogenannte technische Zeitalter bis zum Überdruß abgehandelt worden ist. Angesichts des rapiden technischen Wandels auf der einen Seite den Untergang unserer Kultur vorauszusagen und zu beklagen, auf der anderen Seite den unschätzbaren Fortschritt dieser Entwicklung hochzupreisen, brachte nichts ein. Denn während sich die Gemüter erhitzten, schritt die Technik munter fort. Sie und die mit Schimpf und Schande bedachten Technokraten kümmerten sich wenig um geisteswissenschaftlich und zusätzlich noch ideologisch getönte Vorhaltungen.

Als das mit Ängsten begleitete Jammern über technische Innovationen keine rechte Resonanz fand, begann die Suche nach anderen Gegebenheiten, die zu einem zu befürchtenden Niedergang bzw. zu einem Stillstand der Kultur führen würden. Der Bösewicht war alsbald gefunden, nämlich die Fabrikanten von kulturellen Inhalten, darunter insbesondere diejenigen, die in der Lage waren, diese Inhalte mit Hilfe der Massenmedien zu verbreiten: über Buch, Zeitung, Zeitschrift, Comics, Film, Radio, CDs, Fernsehen und andere audiovisuelle Mittel. Das Bild mitsamt seiner Angriffsfläche hatte sich gewandelt; denn über und durch die Massenmedien entstand ein *Distributionsprozeß* kultureller Werte, der sich von den Verteilungsprozessen zur Zeit des Eintritts in das Zeitalter der Industrialisierung grundlegend unterschied.

Dieser neue Distributionsprozeß, der alle Arten von Gütern erfaßt, auch die kulturellen, ist primär nicht aus Gründen des Profits entstanden, sondern ursächlich aus Notwendigkeiten hervorgegangen: Bedürfnisse, Wünsche und Aspirationen von Individuen, Gruppen und Gesellschaften wollten befriedigt werden und übten einen Druck auf die Hersteller von kulturellen Gütern aus, einen Druck, der vom Entstehen der Massengesellschaft herrührte. Wird dies erkannt, wird dem einseitigen Blick auf den Einfluß der Produkte der Kulturindustrie der anderseitige Blick, nämlich der des Einflusses der Gesellschaft auf die Entwicklung von Produkten der Kulturindustrie, hinzugefügt. Die Ängste erweckenden Niedergangspropheten fragen jedoch so gut wie nie: »Wie hat die Gesellschaft ihre in der Folge von kulturellen Trends geschaffene Kulturindustrie strukturiert und welche Funktionen hat sie ihr zuerteilt?«, sondern verbleiben dabei, deren Nutzer wie die sie bewegenden Menschen anzuklagen, zu diskriminieren und mit furchterregenden Minderwertigkeitsgefühlen zu überziehen.

Bevor ich fortfahre, in den Spiegel der Kulturindustrie zu blicken, um erkennen zu lassen, wie und warum die Kulturpessimisten sowohl Produzenten als auch Konsumenten das Leben sauer machen, muß mit einem Beispiel aufgewartet werden, um ja nicht wie ein ungereimter Eiferer in Sachen Angstmacherei zu erscheinen. Und zwar wende ich mich demjenigen zu, was schlechthin als »Trivialkunst« bezeichnet wird, einem Genre im Rahmen der »Trivialkultur«, einem Produkt der Kulturindustrie. Das vom Lateinischen »trivialis« herrührende Wörtchen »trivial« bedeutet platt oder abgedroschen, roh, gewöhnlich oder ungeschliffen, unpassend, anstößig oder banal – ist also ein mit wertenden Negativismen belasteter Ausdruck. Wird er in bezug auf irgendeines der Kulturprodukte und ihre Erschaffer benutzt, dann ist seine Nähe zu dem ebenso abwertenden Begriff »Kitsch« unübersehbar.

Damit stehen Verunglimpfungen nebst Angsterweckungen Tür und Tor offen. Es entstehen jene schmähsüchtigen Aussagen, die beispielsweise behaupten, Trivialliteratur oder Trivialmalerei und ihre Hersteller seien ein Auswuchs der bürgerlich-kapitalistischen Gesellschaft, sie seien für dieselbe typisch. Je nach Wunsch werden von rechts oder von links kommende Ideologien in das gar nicht Beabsichtigte hineingelesen und mit Begriffsverknüpfungen wie »Budapester Schmalz«, »Puppchen-Brutalität« und ähnlichem angegriffen und verflucht. Zusätzlich wird ein wohlfeiler Psychologismus betrieben, der in dem ach so beliebten Landschaftsbild mit dem »röhrenden Hirsch« im Vordergrund einerseits das Faschistoid-Autoritäre sehen will, andererseits das verwerfliche Produkt einer Pseudokunst, nur weil es, in Massen hergestellt, auf den Markt kommt und nicht in einer erlesenen Kunstgalerie, sondern in jedem Kaufhaus erstanden werden kann.

Trivial, so lautet das Argument der Wertebestimmer und Angstmacher, ist eben alles – von Leibls *Dachauer Bäuerinnen* über Coopers *Lederstrumpf* bis hin zu einem Großteil der Fernsehprogramme –, was in seiner Anspruchslosigkeit an der Grenze zwischen Schönheit und Sentimentalität liegt, individuell gestaltet oder massenproduziert ist. Ja, würde sich der Angriff gegen das Triviale oder die Attacke gegen den Kitsch gegen das »Ding an sich« oder das »Ding für sich« richten, wem wäre das zu verwehren? Aber weit gefehlt. Die Untergangspropheten wenden sich in aller Öffentlichkeit gegen den *Produzenten* der Trivialliteratur, der Trivialmalerei, der Unterhaltungsmusik oder der Fernsehkomödie und fügen sie mir nichts, dir nichts in die Reihe der Kulturschänder und Nicht-Künstler ein. Diese jedoch verhüllen ihr Haupt nicht in Scham, zeigen sich wenig beeindruckt von den gegen sie gerichteten, Angst erweckenden Speerstößen, solange ihre Ware Absatz findet.

Ganz anders ist es um die Konsumenten, die *Benutzer,* der diversen Trivialgenres bestellt, denen ebenfalls die Verängstigungen gelten, und zwar angesichts ihrer Vorlieben für das triviale Ding und damit ihrer Haltung gegenüber dem »Geist an und für sich«. Mit dem herabsetzenden, Angst erregenden Wort »Geschmacklosigkeit« werden nicht etwa die Hersteller und Vertreiber des »Röhrenden-Hirsch«-Gemäldes bedacht, sondern die Verbraucher, die in der Mehrzahl Menschen sind, die trotz eines beschränkten Einkommens die hellen, leeren Wände ihrer Betonmieträume mit etwas Buntem zu beleben wünschen, das ihnen – zumindest während sie es kaufen – etwas sagt. Von der Angstmacherei gegenüber gleich welchen trivialen Genres wird auf den eine gesellschaftliche Schicht bildenden Dynamismus mit Abscheu und Erschrecken geblickt. Zwar läßt sich nicht bestreiten, daß er in den an der Wand hängenden Dingen – von der Reproduktion des van Goghschen Selbstbildnisses bis zum verpoppten Plakat eines Rockkonzertes – eingebettet liegt. Doch wer dagegen mit Angst erweckenden Flüchen angeht, verschließt sich willentlich, und zwar um der Erhaltung der soziokulturellen Macht willen, der Einsicht, daß der Mensch auch Dinge liebt.

Es ist geradezu niederträchtig, dem Menschen diese Liebe durch den Handgriff der ästhetischen und in ihrem Gefolge auch der sozialen Angstmacherei zu zerstören.

Für mich Grund genug, den Finger auf diese Wunde zu legen. Es ist eher Kultur vernichtend als Kultur fördernd, will sagen, es heißt die Kultur überflüssig machen, wenn nicht erkannt und zugegeben wird, daß manche Menschen bei den trivialen wie den gewichtigen Dingen die Handwerklichkeit, mit der sie geschaffen wurden, lieben, andere die Frucht der Geduld, wieder andere die der Natur mit ihren der plastischen Intelligenz ähnelnden Formstrukturen, nicht zu vergessen diejenigen, die in ihren Dingen »göttliche Objekte« sehen und hiermit ihren Kult treiben.

Wie dem auch sei – und man glaube nur ja nicht, hier werde für einen Aufmarsch der Trivial- bzw. Populärkultur plädiert –, es ist den mit der Angstmacherei um sich werfenden Niedergangsverkündern zu verdeutlichen, daß vor den Menschen nicht die wertvollen und armseligen Dinge stehen, die häßlichen und die schönen, die echten und die unechten, die vom berühmten Picasso oder vom unbekannten Herrn Kafutz, sondern die Beziehungen der Objekte untereinander und die unseren zu ihnen. Die mit Mitteln der Angsterweckung arbeitenden Bekämpfer der die Trivialobjekte herstellenden und verbreitenden Kulturindustrie – ob in Malerei, Literatur oder Musik – gehen gegen etwas allzu Menschliches an, nämlich, daß Bilder ebenso wie Musiken und Trivialliteratur innerhalb der Gruppe ihrer Nutzer kreisen, daß sie wie der Zierat und der Nippes, der bei mir herumsteht, abgeschätzt und verglichen werden, daß sie einen Begriff von alten oder neuen Geschmacksrichtungen geben und frühere und gegenwärtige Gebräuche sowie soziale Unterscheidungen ins Gedächtnis rufen. Das ist eine *Vollkommenheit,* die wir uns durch Angstmacherei, welcher Art auch immer, nicht hintergehen lassen dürfen, denn sie gibt uns das Gefühl wissender Führung und nicht das der Überraschung.

Bevor ich nach Beendigung dieses Zwischenspiels auf die mit der Angst agierenden Angriffe gegen die Kulturindustrie – ihre Produzenten wie ihre Konsumenten – zurückkomme, ist, um keinen falschen Eindruck zu erwecken, zu wiederholen, daß diese Attacken der Verbindung zwischen dem Aufkommen und der Verbreitung der Massenkultur entspringen. Dieser Zusammenhang hat mehr oder minder beeindruckende Gedankensplitter hervorgebracht, die entweder lauten, »Massenkultur wird mit den Maßstäben und Standards der industriellen Produktion geschaffen und mittels Massenverteilungsmethoden verbreitet«, oder »alle für den Konsum bestimmte Massenproduktion besitzt ihre eigentliche Logik des größtmöglichen Konsums«, oder unnachsichtiger »mit der Einführung der industriellen Techniken in der Kultur wurde der Weg für ihren Niedergang vorbereitet: Kreation wurde zur Produktion«. Mit derlei Sentenzen, denen sowohl Verbitterung über Machtverlust als auch Angstmacherei zu eigen sind, wird Kulturindustrie auf das Podest eines »Systems der Kulturindustrie« erhoben, eine Verfestigung, für deren Entwicklung vor allem die Massenmedien, die Druck- wie die audiovisuellen Medien, verantwortlich gemacht werden. Denn, so lautet der verdammende Angstschrei, diese seien es, die uns zu wahl- und kritiklosen Konsumenten von Unterhaltung gemacht hätten.

Dieser aus der Zusammenführung der Gegebenheiten Massenkultur, Vermassung der Kultur durch die Kulturindustrie und Massenverbreitung durch die Massenmedien entstandene Vorwurf hat inzwischen zu einem Arbeits- und Geschäftsfeld geführt, auf dem sich ungezählte, um das kulturelle Wohl unserer Gesellschaft Besorgte oder an ihr Verzweifelnde tummeln. Geisteswissenschaftler, Pädagogen, Medienspezialisten, Soziologen und Politologen, Jugendbeschützer, Kommunikationswissenschaftler, Literaten, Moralisten, Ideologienvertreter, Tageskritiker und Politiker treten tagaus, tagein mit von Fakten unterlegten oder nur vermuteten Thesen, Anwürfen und Vorwürfen an die Rampe und schießen ihre mit Angst vergifteten Pfeile auf uns, das verblendete Volk. Diesbezüglich wurde als Angriffsfläche – neben populär-trivialen Literatur-, Musik-, Bild- und Filmgenres – ein noch nicht ganz abgerupfter Sündenbock gefunden, nämlich das kommerzielle Fernsehen, dem es mit seinem Pochen auf den Geschmack der Massen doch nur darum gehe, ein Maximum an Profit zu erzielen. Dem öffentlich-rechtlichen Fernsehen hingegen lägen, auch wenn nicht ganz zufriedenstellend, immerhin kulturelle und bildende Werte am Herzen. Dieses billigste aller Argumente ordnet gleichermaßen Produzenten und Konsumenten des kulturindustriellen Genres als kulturell unterentwickelte Dummbolde ein. Es gipfelt in den Scham und Angst über unser

Haupt ergießenden Schriften von Pamphletisten, die als Verteidiger einer Elitekultur unerwiesenermaßen davon sprechen, daß wir uns allesamt zu Tode unterhalten.

Heute als Nestor der Medienwissenschaft bekannt, habe ich bereits 1968 eine soziologische Untersuchung über »Vorteile und Nachteile des kommerziellen Fernsehens« veröffentlicht. Damals, vielleicht verfrüht, als ich für eine Parallelität zwischen öffentlich-rechtlichem und kommerziellem Fernsehen plädierte, um den Bedürfnissen unserer Gesellschaft entgegenzukommen, war ich schon von dem Gedanken geleitet, daß es bei der Beschäftigung mit den Bestandteilen des geistigen Lebens einerseits und mit der Kulturindustrie andererseits nicht erlaubt sein kann, diese dem eigenen Willen zu unterwerfen. Um sich nicht in phrasenhafte Unverständlichkeit zu verlieren, ist davon auszugehen, daß Kultur eine Einheit des Stils der Manifestationen einer Nation darstellt, gleich, ob es sich dabei um Ideen, Wissen, Theorien, Prozesse, Standards oder Traditionen handelt. Es ist einfach fehlerhaft, ja geradezu ruchlos, die Problematik mit tendenziösen und Angst erweckenden pessimistischen Unterstellungen wie »Niedergang der Kultur« oder »Zu Tode amüsieren« zu überziehen. Denn wer dies tut – sei es, um das kulturelle Gesamtwohl der Gesellschaft zu beleben und zu fördern, sei es, um persönliche oder kollektive Machtpositionen zu gewinnen oder zu verstärken –, der hält sich nicht nur von der Realität der Beziehungen zwischen den menschlichen Wesen fern, sondern mißachtet und zerstört sie auch. Vor allen Dingen, weil kulturpessimistische Bewegungen, wenn ihre Angsterregungen am Ende nicht die erwünschte Unruhe hervorrufen, sich stets auf historisch-traditionelle Aspekte verlassen: auf »die guten alten Zeiten«.

Insoweit sich Aussagen über kulturelle Fragen von Geschichte und Tradition ableiten, sind sie, so interessant sie auch sein mögen, doch nicht mehr und nicht weniger als zu nichts verpflichtende Gesundheitsbulletins. Geleitet von zersetzender Sinnesart übersehen sie die Tatsache, daß Kultur – darin eingebettet die von der Kulturindustrie produzierten und über die Massenmedien verbreiteten Materialien – ein fortlaufendes, ein evolutionäres Geschehen ist. Trotz aller Unkenrufe und Angstmacherei schreitet sie nicht mal hier und da auf einem von Geschichte und Tradition eingegrenzten Weg, sondern gemäß einigermaßen fester Prinzipien in eigentlichen Richtungen vorwärts. Hierzu gehört auch, wenn nicht gar vordringlich, die Einzigartigkeit der fortschreitenden Rationalisierung auf allen Gebieten der Kultur in der westlichen Welt. Dagegen mit Angsterweckungen anzugehen, ist genauso absurd, wie zu unterstellen, dieser Rationalisierungsprozeß komme zu einem abrupten Ende, auch was die Übertragung und Vermittlung von Kultur betrifft.

Bei der *Vermittlung* von ideeller, immaterieller oder materieller Kultur neigen die Kulturindustrie ebenso wie die Massenmedien Film und Fernsehen eher dazu, bestehende Inhalte und Formen ihrer Produkte zu verstärken, als eine von der angst machenden Bewegung befürchtete

Egalisierung oder einen plötzlichen Wandel hervorzurufen. Das beeinflußt natürlich die Mehrzahl der Menschen, die berufsmäßig die Produkte entwerfen und herstellen, zum anderen die Großzahl der Verbraucher. Diesem Einfluß bzw. diesen Auswirkungen der Vermittlungsinstanzen Film und Fernsehen auf Inhalte und Formen wird in steigendem Maße in Erhebungen und Untersuchungen nachgegangen, wobei bei einer Veröffentlichung der Ergebnisse nie versäumt wird, das Gefahrbringende für groß und klein in den Vordergrund zu rücken – bis hin zum Ruf nach Enthaltsamkeit und Verboten.

Die Kulturpessimisten und Angstverbreiter, aus welchem Winkel sie auch kommen mögen, können einfach nicht anerkennen, daß noch nie in der Kulturgeschichte solch weltumspannende Industrien wie Film und Fernsehen ihren Einfluß direkt und unverhüllt auf den *Träumen* der Gesellschaft errichtet haben. Wie immer auch vermittelt, beispielsweise über Film, Fernsehen oder Video, Träume sind, ob in Richtung des Ehrgeizes oder in der von Errungenschaften, notwendige kulturelle Bestandteile einer lebendig-aktiven Gesellschaft. Denn neue und bessere Lebensbedingungen, nach denen Arm und Reich gleichermaßen streben, lassen sich nicht erreichen, ohne daß die Mitglieder einer Gesellschaft zur gleichen Zeit auch nach neuen kulturellen und emotionalen Erfahrungen die Hand ausstrecken.

Sehen wir uns für einen Augenblick lang einige dieser »Träume« an. In ihrem Mittelpunkt stehen stets die gleichen wenigen Elemente bzw. Inhalte, als da zum Beispiel sind: das Element des Geldes, indem sein Wert und seine Macht aufgezeigt werden; das Element der Liebe, wobei es sich nicht um Sex handelt, sondern um die Projizierung von Sensualität und Sexyness; ferner das Element der anhaltenden Aktion, bei der sich Liebe, Haß und Versöhnung in ebenso geschwinder Folge ablösen wie Gefahren, Flucht und Verschwörung; letztlich noch das Element der Gewalttätigkeit, das meist dazu dient, eine herausfordernde männliche Dominanz zu unterstreichen, deren Gegenpart von der Frau als Idol, als Preis oder als Versucherin sichtbar gemacht wird.

Auf diese Weise könnte ich noch fortfahren und gegen das Irrationale von Träumen Sturm laufen. Dann aber käme ich, was den Einfluß der Kulturindustrie, besonders der Film- und Fernsehindustrie, betrifft, unweigerlich zu dem gleichen pessimistischen Ergebnis, dem unsere Ängste heraufbeschwörenden Kulturkritiker huldigen. In diese Falle wird man mich jedoch nicht locken, und daher erweitere ich den allzu engen Blick und frage, ob es Film und Fernsehen und anderen Kultur vermittelnden Organisationen, Assoziationen, Institutionen und Unternehmen nicht auch gegeben ist, *Leitbilder* zu entwerfen und zu beeinflussen, die sich direkt oder indirekt mit den zwischenmenschlichen Beziehungen befassen. Schließlich umfassen Kino- und Fernsehfilme, selbst wenn sie bei uns den Eindruck erwecken, sie erzählten nur eine einzige durchlaufende gute oder böse, aufregende oder langweilige Geschichte, stets mehrere Inhaltsrichtungen, die vielfach – eben damit es nicht langweilig wird – gegensätzlich zueinander stehen.

Ich werde versuchen, sie gesondert herauszuschälen, lege sie Stück für Stück vor, damit wir die Angstmacher dort ertappen können, wo sie sich für ihren Argwohn nur einzelne Inhaltsrichtungen heraussuchen und Warnschreie ausstoßen. Als erstes ist zu sagen, daß dem Film und dem Fernsehen wie auch dem Buch, dem Video, dem Theater usw. *soziale Inhalte* innewohnen. Entweder unterstreichen sie durch den Ablauf der zu erzählenden Geschichte die sozialen Faktoren der zwischenmenschlichen Lebensbeziehungen, oder aber es wird ihnen unbestimmt bzw. teilnahmslos gegenübergestanden. Woran sich die Angstmacherei stößt und wogegen sie zu Recht oder Unrecht angeht, ist die Entwicklung bzw. Unterstützung jener Anhänglichkeit der Kulturindustrie an gängige Normen, bei denen das Gute immer siegt und das Böse sich stets im Illegalen bewegt. Wenn wir uns überlegen, was hier vor sich geht, bedürfen wir nicht der Warnungen der Angstmacher, nämlich daß Film und Fernsehen ebenso wie andere Kulturindustrien sich um ihres Umsatzes oder um ihrer Einschaltquoten willen auf Kollektivvorstellungen verlassen, die innerhalb einer Gesellschaft vorherrschend sind. Sie entsprechen nun mal dem Total von Werten, Haltungen, Vorurteilen, Tabus und auch der Wissensmenge, mit der jeder von uns Kulturprodukte konsumiert. Die Kulturindustrien rechnen mit diesen Gegebenheiten, und so bilden sich im Felde ihres Einflusses auf Inhalte und Formen nicht nur gewisse

Stereotypen, sondern auch gewisse soziale Probleme und Konflikte werden möglichst beschwichtigt oder zugunsten eines Ideals beiseite geschoben. Auch hiergegen müssen Ängste geschürt werden, denn »Verheimlichung«, so heißt es, lähme die soziale Dynamik.

Eine weitere Inhaltsgruppe, die, von der Kulturindustrie genutzt, den Attacken der Angstmacher ausgesetzt ist, läßt sich unter der Überschrift *historische Inhalte* zusammenfassen. Hier ist es Film, Fernsehen und anderen Medien gegeben, sich entweder unmittelbar der Aktualität zuzuwenden oder historische Elemente zu verwandeln oder zu ignorieren, um somit mittelbare historische Inhalte vorlegen zu können. Überdies gehören in diesen Zusammenhang Kulturprodukte legendären Inhalts wie zum Beispiel Liebesromanzen oder Western. In der Tat, unverändert wiederholen sich Krieg und Frieden, Krisenperioden oder Wohlstandsepochen, sozusagen ohne Zeitbindung, auf der Leinwand, dem Fernsehschirm, in Comic strips und in anderen Medien. Von seiten besagter Warner wird hierzu vorgebracht, daß derlei Produkte Mythen hervorrufen oder zumindest verstärken, wobei Begriffe wie Mythen, Fabeln, Erfindungen etc. mit einem herabsetzenden und zu gleicher Zeit verächtlichen Beigeschmack versehen werden.

Eine letzte, gewiß die umfangreichste Gruppe von Produkten, widmet sich *sozialpsychologischen* Inhalten. Darunter möchte ich thematische Produkte verstanden wissen, die allen Menschen gemeinsam sind. Darüber braucht nicht lange nachgedacht zu werden, denn Inhalte und Formen sind hier universal, das heißt, sie werden bis zum Extrem simplifiziert: Stets bewegen sich die Produkte im Elementaren – ein vorzüglicher Angriffsspielraum für Verächter von Sentimenten und für alle Bekämpfer einer angeblichen Entstellung unserer Kultur.

Die Beschämung, die von seiten der Angstmacher den Herstellern wie den Nutzern der Produkte der Kulturindustrie zuteil wird, ob aus den Tempeln des Hochwissenschaftlichen oder aus den Niederungen philisterhafter Alltäglichkeit kommend, trifft besonders hart, wenn die Warner den Verfall der Kultur mit einem Verfall, ja mit dem Untergang unserer Gesellschaft gleichsetzen. Sie tun dies, indem sie die von den Industrieorganisationen hergestellten kulturellen Produkte (Film, Fernsehen, Buch, Comics, Schlager, Heftchenroman, Jazz, Rock etc.) als einen Abglanz, einen Widerschein unserer Gesellschaft ansehen. Damit greift die Angstmacherei zu gleicher Zeit in die Realitäten und in die Bewußtseinskonstellationen des einzelnen Individuums und des Kollektivs ein. Um diese Eingriffe zu verhüten, stellen sich Angst erweckende Bewegungen zwischen die Kulturindustrien und ihre Abnehmer, wobei wahllos mit Gesetzen, Kontrollen, Verboten, Schmähungen und Besudelungen auf die einen wie auf die anderen eingeschlagen wird – ungeachtet der Tatsache, daß hierbei sowohl die Freiheit des Gestaltungswillens der Produzenten als auch die der Konsumenten, alles im Namen der »Kultur«, eingeschränkt und unterdrückt wird.

Wenn irgend etwas mich dazu bewogen hat, die

Angstmacherei gegenüber Kultur und Kulturindustrie zu demystifizieren, dann geschah das nicht allein, um das ungebührliche Machtstreben elitärer Kulturbeflissener aufzuzeigen, nicht allein, um über exploitative Machenschaften der Kulturindustrie aufzuklären, sondern vordringlich, um gegen *Freiheitsbeschränkungen* anzugehen, diesem Ruin einer Gesellschaft, an die wir uns noch bestens aus den Zeiten des nationalsozialistischen Regimes erinnern sollten.

9

Massenmedien

Es konnte nicht ausbleiben, daß ich bei noch so bedächtigem Nachdenken über die Verknotungen zwischen Kulturindustrie und Ängste erweckenden Bewegungen in den Umkreis der Massenmedien geriet. Schön, wird man sagen, der Silbermann hat ja eine Reputation als Medienwissenschaftler oder Mediensoziologe oder wie immer seine Berufsbezeichnung im Steuerbescheid auch lautet. Kein Wunder also, daß er stetig dieses Gefährt kutschiert. Und übrigens, wenn schon alle Welt plakative Platitüden wie »Die Medien bestimmen in zunehmendem Maße unseren Alltag« oder »Die Massenmedien stehen im Zentrum des Geschehens« von sich gibt, warum sollte nicht auch er dieses Bündel schnüren? Aber so einfach liegen die Dinge nicht, wenn er, der einstens Jura studiert hat, sich fragt, wie er eigentlich zu diesem reichlich verworrenen Mediengetümmel gekommen ist. Hier drängt es ihn, Rechenschaft abzulegen.

Alles begann mit meiner Vertreibung aus Deutschland

durch das verruchte Naziregime. Nach Jahren der auferzwungenen Wanderung durch Holland und Frankreich gelang es mir unter unsäglichen Mühen und Ängsten, endlich im fernen Australien wohlwollend und verarmt aufgenommen zu werden. Dort verbrachte ich an die zwanzig Jahre und betätigte mich als Kaufmann, denn für einen Akademiker war dort kein Platz, geschweige denn ein Brötchen zu verdienen. Die ersten Jahren schlug ich mich in dem Happy-go-lucky-Land als Küchenangestellter durch, um es dann unter vom frühen Morgen bis zum späten Abend dauernder Mühsal zum Restaurantunternehmer zu bringen und zu einigermaßen Wohlstand zu gelangen.

Als der Krieg ausbrach, mobilisierte auch Australien seine Streitkräfte, sandte Truppen nach Afrika, wo sie sich heldenhaft schlugen, und wappnete sich gegen die in den Pazifik vordringenden Japaner. Mit uns, den inzwischen staatenlos gewordenen deutschen und österreichischen Emigranten, sprangen die australischen Behörden reichlich ungeschliffen um. Sie machten uns, ob Juden oder Nichtjuden, zu »feindlichen Ausländern« (enemy aliens), belegten uns mit täglicher Meldepflicht, beschränkten Ausgehzeiten, kamen in die Wohnung, um nachzusehen, ob wir keinen geheimen Sender für Nachrichten nach Nazideutschland hätten, steckten uns entgegen allen internationalen Flüchtlingskonventionen in militärisch geführte Arbeitskorps oder sandten uns zwangsweise in die Wüste, um dort Straßen zu bauen oder als Holzkohlenbrenner zu arbeiten.

So quälend oder erniedrigend dies alles auch war, es war nicht das Schlimmste. Das Bedrückendste und Ausweglosest war, daß wir angesichts der unterbrochenen Kommunikationswege über die Kriegsgeschehnisse in Europa und über das Schicksal der Unseren, wenn überhaupt, nicht informiert waren. Der die Post transportierende Schiffsverkehr war eingestellt, Flugverkehr gab es noch nicht, auch Fernsehen war noch nicht in Betrieb, und was die australische Presse betraf, war deren Berichterstattung mehr als unzulänglich. Was uns in diesen entsetzlichen Jahren blieb und als eine verläßliche Quelle galt, waren die aus England von der BBC über Kurzwelle kommenden Nachrichten. Ganz abgesehen davon, daß deren Empfang durch das ewige Geknatter und das lästige Fading stark gestört wurde, man also nur die Hälfte verstehen konnte, brachten diese offiziellen Berichte von der Kriegsfront kein Sterbenswort über die sogenannten »Nebenschauplätze«, darunter die grausame Vernichtung von Juden, Zigeunern, Homosexuellen und Behinderten. Der unheimliche Völkermord in den Konzentrationslagern wurde verschwiegen.

Ich habe diesen kurzen Situationsabriß nicht vorgebracht, um Mitleid für ein Emigrantenleben zu erwecken oder Anklage zu erheben. Eher ist es mir darum getan, anhand persönlicher Erfahrungen einen Hintergrund zu skizzieren, vor dem gerade in Krisenzeiten durch fehlende Kommunikation vorhandene Ängste und Qualen verdichtet werden. Zudem dient mir diese Beschreibung aus vergangenen und überwundenen Zeiten als eine

Überleitung in die Aktualität der heute bestehenden, weit fortgeschrittenen Massenmedien, die von Angsterweckungen, insbesondere durch ihr Informationsgebaren, nicht freizusprechen sind. Getreu meinem Vorsatz gilt es dies aufzuklären, um durch die Kenntnis der Dinge, wie sie nun einmal sind, der Angstmacherei ein zumindest mäßiges Gewicht entgegenhalten zu können.

Gehen wir schrittweise vor. Wenn zu irgendeiner Gelegenheit den Massenmedien ein Vorwurf gemacht werden soll oder mit lauter Stimme Proteste lanciert, Widersprüche gerechtfertigt werden sollen, Verleumdungen widersprochen oder jemand der Unwahrheit bezichtigt werden soll, dann kann man damit rechnen, daß prompt das Wörtchen *Manipulation* fällt. Was einstens Intriganten, Drahtzieher, graue Eminenzen, Lügenmäuler, Ränkeschmiede oder Mogelanten waren, wird heutzutage durch die Bank als »Manipulatoren« hingestellt, das heißt als Menschen bzw. Unternehmen, die die Inhalte des ihnen unterstehenden Massenmediums in ungerechtfertigter, nur ihren Eigenzwecken dienender Weise handhaben.

Aus dieser Haltung heraus sind so schöne Buchtitel entstanden wie *Manipulation der Meinungsbildung, Die manipulierte Freiheit, Das manipulierte Gewissen* und nicht zuletzt *Der manipulierte Verbraucher.* Bei ihrem Beurteilungsvorgang bedienen sich diese und ähnliche Schriften vorhandener oder zu erweckender Ängste. Zum anderen – und das gilt es zu durchschauen – gründen sie sich auf eine Meinungsverschiedenheit, die, ob materiell oder ideell begründet, zum *sozialen Mythos* erhoben worden ist. Dieser ist auf der einen Seite aus dem Konflikt zwischen spezifisch politischen, ökonomischen, sozialen oder kulturellen Interessen hervorgegangen, auf der anderen aus gesamtgesellschaftlichen normativen Vorstellungen. Und so lastet auf jedem Presse-, Film oder Fernsehproduzenten – als Einzelwesen, Gruppe oder Institution – eine *doppelte Moral.* Denn stehen hier spezielle Interessen im Vordergrund, steht dort eine veröffentlichte Meinung, die jedoch nicht notwendigerweise den eigenen bzw. den von der Gesellschaft geschaffenen Normen entspricht. Anders ausgedrückt: An die Stelle von erkenntnisreicher Wahrnehmung sind im Sinne eines sozialen Mythos Glaube bzw. glaubensmäßige Bilder getreten. Das heißt, daß Manipulation als sozialer Mythos ein anerschaffenes Element ist, welches elementare Attitüden – darunter Ängste – negativ wie auch positiv stimuliert.

Die Vorstellung von Manipulation, insbesondere wenn sie im Zusammenhang mit den Massenmedien auftritt bzw., um genau zu sein, mittels der von ihnen verbreiteten Botschaften, ist mit einem schlechten Ruf belastet. Sobald irgendeines der allgegenwärtigen Massenmedien durch seine Botschaften Verhalten und Aktionen von Empfängern sichtlich in unerwünschte oder undurchsichtige Richtungen beeinflußt hat, wird zur Abwehr oder Verwehrung anstatt zu faktischen Widerlegungen eilends zur Benennung »Manipulation« gegriffen. Damit ist aber insofern nichts getan und werden eventuell durch die Botschaft entstandene Ängste auch nicht bereinigt, als der Ausruf »Manipulation« rational nicht auf dasjenige zurückführt, was ihm in der Beziehung zwischen der von einem Massenmedium verbreiteten Botschaft (Konzeption, Inhalt, Form) und ihrer Wirkung zugrunde liegt, nämlich *Spannungsverhältnisse.* In deren Mitte – zwischen den von den Massenmedien vermittelten Botschaften und den Empfängern – sind die Manipulationsmöglichkeiten nebst den durch sie hervorgerufenen Ängsten gelegen. Sehen wir uns zur Klärung einer gewiß mißlichen, wenn auch nicht stets eindeutigen Situation einige hiervon an.

Da haben wir zunächst das Spannungsverhältnis zwischen dem Persönlichen und dem Unpersönlichen. Steht doch, wenn von Kommunikation die Rede ist, das Zwischenmenschliche im Vordergrund, also die Annäherung von Person zu Person, von Angesicht zu Angesicht. Das ist bei den Massenkommunikationsmitteln nicht der Fall. Wie der Name sagt, richten sie sich an eine anonyme Menschenmenge, wünschen jedoch, daß die Botschaft jedes Mitglied dieser Menge erreiche. So muß unvermeidlich eine Spannung entstehen: Wird zu jedem oder zu niemandem gesprochen, wendet man sich an eine bestimmte Person oder an eine unpersönliche Abstraktion des sogenannten Durchschnittsbürgers?

Ein weiterer Freiraum für Manipulation ist in dem Spannungsverhältnis zwischen Augenblicklichkeit und Vertiefung gelegen. Schon zu Zeiten, als nur das Radio für Nachrichten über Ereignisse im Lande und in der

Welt marktbeherrschend war, wurden wir mit dem Slogan »Sie sind dabei« vor den Kasten gelockt und jetzt erst recht durch das Fernsehen, von dem uns in regelmäßigen Abständen versichert wird, bei ihm säßen wir in der ersten Reihe. Doch angesichts der stetig wachsenden Komplexität unserer Gesellschaft, der technischen Entwicklung sowie des enormen, weitverzweigten Ausmaßes von Informationen in allen Feldern menschlicher Aktivitäten, was nutzt mir dann das »Dabei-Sein«, um die wahre Bedeutung eines Ereignisses zu verstehen, wenn mir die notwendigen Bezüge zum gesamten Hintergrundgeschehen fehlen? O ja, Berichterstattern vor Ort werden ein paar Fragen gestellt, und Kommentatoren tun in zwei Minuten ihre wohlformulierte Meinung kund. Doch da auch sie, schon allein aus Zeitmangel, nicht in der Lage sind, die Bezüge zwischen Ereignis und Hintergrund zu erfassen, kann es ihnen niemand verdenken, wenn sie das Ereignis unvertieft auslegen und den Raum zwischen Augenblicklichkeit und Vertiefung mit Oberflächlichkeiten, geschickten Formulierungen und Selbstgenügsamkeit anfüllen. Sie können einfach nicht anders, als das Ereignis nach ihrer Fasson zu kneten, ungewollt zu manipulieren.

Das am meisten diskutierte Spannungsverhältnis dürfte das zwischen Subjektivität und Objektivität sein. Beide Gegebenheiten ziehen sich wie magnetische Pole an, und ihnen bleiben, wenn ins Extrem verlagert, quasi automatisch Manipulationen nicht erspart. Dies vor allem, weil auf der einen Seite nach persönlicher Interpretation der vermittelten Ereignisse und Botschaften verlangt wird, auf der anderen nach absoluter Objektivität, die zu erreichen eine menschliche Unmöglichkeit ist.

In engem Zusammenhang hiermit steht das Spannungsverhältnis zwischen Auswahl und Vollständigkeit, bei dem Manipulation Gefahren unterdrücken und Ängste erwecken kann. Es entspricht der Natur der Massenmedien, als Kommunikator aus der ihnen zukommenden Fülle von Berichten und Informationen eine Auswahl zu treffen, um sowohl vorgegebene Zeit und zur Verfügung stehenden Raum nicht zu überschreiten, als auch Wichtiges von Unwichtigem zu trennen. Andererseits sind sie aber auch der journalistischen Sorgfalt verpflichtet, das heißt, wenn sie glaubwürdig sein wollen, sind sie genötigt, die Informationen vollständig und unversehrt zu liefern. Aber ist das ohne ein wenig Manipulation hier und da möglich? Die Antwort kann sich jeder Fernsehzuschauer selbst geben, wenn ich ihn auf die zehn bis fünfzehn Spots hinweise, die uns die Nachrichtensendungen der Fernsehanstalten in zehn bis zwanzig Minuten präsentieren, oder auf die schnelle Folge von sich inhaltlich gegenseitig totschlagenden Werbeblitzen.

Noch eine ganze Reihe anderer Spannungsverhältnisse könnte angeführt werden, in deren Mitte, nach hinten oder nach vorne ausschlagend, Manipulationsgehabe und hierdurch hervorgerufene Angstmacherei Platz finden, beispielsweise die Spannung zwischen privatem und öffentlichem Interesse oder zwischen Unabhängigkeit und Zwang. Doch genug damit. Sichtbar soll nur werden, daß im Zusammenhang mit den Massenmedien verdammenswerte oder durch Notwendigkeit hervorgerufene Manipulationen ebensowenig wie Angsterweckungen in einem Vakuum leben, sondern eine totale Situation reflektieren – und zwar die unsere.

In allernächster Nähe zur Manipulation mit direktem oder indirektem Bezug auf Angsterweckungen durch die Massenmedien liegt ein machtgieriger Sachverhalt, der unter der Begriffskonstellation *Desinformation* in Erscheinung tritt. Entstanden aus der sich vordringlich aufs Politische ausrichtenden Fragestellung »Werden wir richtig informiert?«, wird all jenen Teil-, Fehl- und Falschinformationen nachgegangen, die in Kriegs- wie in Friedenszeiten Konflikte mit gefahrvoller Tragweite hervorgerufen haben. Was die politische Desinformation angeht, wurde sie, schon lange bevor man von ihr unter dieser Bezeichnung sprach, im Rahmen eines den Einfluß der Massenmedien betreffenden Konzepts abgehandelt und analysiert, das unter dem aus dem Amerikanischen kommenden Begriffswort »Gatekeeper« bekannt geworden ist. Es geht hier um Entscheidungs- und Auswahlprozesse, mit denen Redakteure bei Presse, Radio oder Fernsehen als »Türhüter« oder »Pförtner« Informationen durchlassen oder unterdrücken, wodurch sie beachtliche Macht und Einfluß auf die Gesellschaft ausüben.

Die hierdurch willentlich oder unwillentlich hervorgerufenen »Verspätungen«, sei es um Ängste zu vermeiden oder anzutreiben, beziehen sich natürlich nicht nur spezifisch auf politische, sondern auch auf kulturelle Desinformation, auf das Unvermögen, anpassungsfähige kulturelle Prozesse mit der Entwicklung im Felde der materiellen Kultur im Gleichschritt zu halten. Das heißt knapp gesagt: kulturelle Desinformation, hervorgerufen durch kulturelle Verspätung. Hier scheint mir ein Beispiel aus unserer sogenannten Fernsehkultur angebracht zu sein, um mich bei den Bloßstellungen der Angstmacherei nicht hinter abstumpfenden Begriffsbildungen zu verstecken.

In Serien vorgeführte ernste und heitere Krankenhaus- und Ärztefilme zählen seit geraumer Zeit zu den Erfolgen auf dem Bildschirm. Ein ganz großer Erfolg war die Serie *Die Schwarzwaldklinik*. Was faszinierte eigentlich das Gros der Zuschauer an diesem Serienfilm so sehr? Die ziemlich alltägliche Beziehungsgeschichte zwischen den handelnden Personen allein konnte es doch nicht gewesen sein. Eher möchte ich meinen, daß es das großformatige Aufzeigen des mit einem gewissen Mysterium umgebenen Gehabes des Krankenhaus- und Ärztemilieus war. Während wir alle zugegebenermaßen vor dem Besuch beim Arzt oder beim Betreten einer Klinik einen Bammel haben, denn diese in weiße Kittel gehüllten Medizinmänner und -frauen stehen ja sozusagen zwischen gesund und krank, zwischen Leben und Tod, sind sie in diesen Streifen keine anonymen Berufsausüber mit einem Doktortitel und einem Schild an der Hauswand, sondern gewöhnliche Menschen wie du und ich. Endlich können wir durchs Schlüsselloch sehen und erfahren, daß sie trotz ihrer im Berufsalltag zur Schau getragenen humanitären Güte auch mal fremdgehen oder ihre Frau prügeln. Hinzu kommen die schöne Umgebung und die wohnliche Einrichtung der Klinik sowie die Umgänglichkeit des Personals, das jederzeit bereit ist, tröstend unser Händchen zu halten.

Daß von dem vorgeführten sozialen und humanitären Getue in der Realität kaum etwas stimmt (außer der Befriedigung eines Bruchteils an Voyeurismus), weiß jeder, der einmal Tage oder Wochen in einem Krankenhaus verbringen mußte oder stundenlang im tristen Wartezimmer eines Arztes gesessen hat, um später binnen zehn Minuten eine Spritze in den Po und einen Händedruck zu erhalten. Nun ist es nicht etwa Dummheit, daß den Zuschauern diese desinformierende Märchenwelt mehr zusagt als jene bittere Wirklichkeit. Und ich gebe auch zu, daß durch den über derlei Fernsehserien flackernden Sonnenschein die Angst vor dem Arztbesuch und auch dem Kranksein etwas gemildert wird. Aber wie ist es um die Folgeerscheinungen bestellt? Führt diese Desinformation nicht dazu, beim aktuellen Besuch eines Arztes oder der Behandlung in einem Hospital die in der Märchenklinik vorgeführte soziale und humanitäre Empfindelei zu vermissen und somit die natürlich vorhandenen Ängste zu verstärken?

Eigentlich wollte ich mich an dieser Stelle vom Thema Fernsehen und Fernsehkultur verabschieden, denn noch ganz andere Lebensbereiche, in denen uns Angstmacherei entgegenkommt und erkennbar zu machen ist, stehen auf meinem Bestandsverzeichnis. Doch just in diesem Augenblick klingelt das Telefon, und ich werde gefragt, ob ich dann und dann Zeit hätte, an einem Podiumsgespräch teilzunehmen, bei dem das stets noch alle Welt interessierende, wenn nicht gar bedrückende Thema vom Einfluß des Fernsehens auf unser Leben, ob gut oder schlecht, diskutiert werden soll. Siehe da, sage ich mir, darüber hast du dich doch schon so oft ausgelassen, daß du fast vergessen hast, diese Auskundschaftung über *Das Fernsehen zwischen Gut und Schlecht* unter dem Blickwinkel der sozialen Angstmachereibewegung zu erörtern. So geschehe es denn.

Über die Jahre hinweg ist die Rolle des Fernsehens im Leben des einzelnen, der Familie und der Gesellschaft immer größer geworden. Darum ist es verständlich, daß weder Öffentlichkeit noch Wissenschaft davon ablassen können und dürfen, den guten oder schlechten Einfluß dieser in die Welt gesetzten technischen Invention immer wieder aufs neue zu analysieren und zu diskutieren. Statistische Erhebungen werden uns vorgelegt, Sendungen werden ob ihres Inhalts kritisch bewertet, Stapel von Druckwerken mit Untersuchungen über diesen oder jenen Seitenaltar des Mediums füllen die Bücherregale, jede um ihre Reputation besorgte Akademie veranstaltet mindestens einmal alle sechs Monate eine Diskussionsrunde mit Vorträgen, und Medienfachzeitschriften lassen es sich nicht nehmen, mindestens in jeder zweiten Nummer ihre besorgte Stimme zu erheben.

Bei diesen und anderen Gelegenheiten bleibt kein

Auge trocken; denn bittere Anklagen nebst den dazugehörigen Angst- und Warnrufen sind an der Tagesordnung. Mit Nachweisen untermauert oder nur beeindruckend formuliert, wird behauptet, das Fernsehen zerrütte unser Familienleben; führe zur gnadenlosen Passivität; verleite unsere Kinder zu Aggressivität; manipuliere unser Bewußtsein, untergrabe die zwischenmenschlichen Beziehungen, führe zu Sprachlosigkeit, benachteilige die Kinderfürsorge und noch vieles andere mehr. Kaum ein gutes Wort kommt über die Lippen: Die Schürung von Ängsten feiert ihre Feste. Es ist geradezu zur Regel geworden, alle nur erdenklichen Übel unserer Zeit dem Fernsehen zu Füßen zu legen. Und so hat sich eine Sündenbockmentalität entwickelt, eine Geistesart, die immer dann entsteht, wenn Unzufriedene ihren Ärger, ihre Unlust, ihre Ängste, aber auch ihr eigenes Verschulden für eine ihnen unangenehme Situation irgendjemandem anzulasten versuchen. Dieser »Irgendjemand«, in unserem Fall das Fernsehen, ist für Projektionen der eigenen Ohnmacht besonders gut geeignet, da es mit seinen Tausenden von Mitarbeitern und Angestellten ja so gut wie anonym ist.

Im Zuge dieser Sündenbockmentalität hat ein Phänomen die Bühne betreten, das sich als »Fernsehangst« bezeichnen läßt. Wenn ich diese in verschiedenen Richtungen verlaufende Vision zunächst an der *Kindererziehung* demonstriere, tue ich das nicht, weil, wie ein jeder weiß, das wertvolle Gut der Nachkommenschaft den Fortbestand unserer Gesellschaft garantiert, sondern weil die überwiegende Zahl der Untersuchungen über den guten oder schlechten Einfluß des Fernsehens mit Vorliebe Kinder und Jugendliche anvisiert. Nicht, daß sich die Medien- und Familienforscher, die Pädagogen und Sozialpsychologen auch gerne uns Erwachsenen zuwenden möchten, aber es ist nun einmal forschungstechnisch einfacher, eine Gruppe von Kindern zu erfassen und zu beobachten, als eine Auswahl aus Zwanzig- bis Achtzigjährigen zu treffen. Zudem kommen angsterfüllte Argumente und Vorsichtsmaßnahmen bei besorgten Eltern besser an als bei selbstbeherrschten Erwachsenen.

Wenn dann anhand von derlei Untersuchungen mit angsterfüllter Stimme gepredigt wird, der Blick auf den Bildschirm ruiniere die Gesundheit der Kinder und mache sie geistig labil, bleibt es nicht aus, daß Eltern versuchen, ihre Kinder mit allen Mitteln vom Fernsehen fernzuhalten oder Fernsehentzug als Mittel zur Bestrafung ihrer Kinder einzusetzen. Das anonyme Übertragungsmittel Fernsehen wird als Stellvertreter und Lückenbüßer benutzt, als Entschuldigung für mangelnden erzieherischen Einsatz sowie als Ersatz für herkömmliche erzieherische Sanktionen. Diese alltäglich beobachtbaren Beispiele weisen darauf hin, daß das Fernsehen und seine Programme von Teilen unserer Gesellschaft – mit oder ohne Zutun der Ängste beteuernden Erziehungsexperten – als ein treffsicherer Faktor im Rahmen des Erziehungsprozesses von Kindern und auch Jugendlichen angesehen werden.

Fragt sich, ob dem wirklich so ist, oder ob das Medium in seinen Auswirkungen nicht vielleicht überschätzt wird und so zum Buhmann der Gesellschaft geworden ist. Mir scheint, die mit Ängsten durchtränkte Buhmannhaltung gegenüber dem Fernsehen rührt in erster Linie von einem unbedachten Verlaß auf sensationell aufgemachte statistische Verlautbarungen her. Wenn zum Beispiel Ziffern kommentiert oder unkommentiert verbreitet werden, die sagen, daß in diesem oder jenem Land Kinder täglich hintereinander bis zu drei Stunden pro Tag vor dem Fernsehen sitzen, dann liest sich das so, als ruhe der Blick des Kindes die besagte Zeit stur auf dem Bildschirm. Wahrlich ein unerträglicher Gedanke, und wäre es wirklich der Fall, dann ließe sich mit Recht sagen, das Fernsehen führe zu einer schmählichen Vernachlässigung anderer wesentlicher Elemente im Rahmen des Erziehungsprozesses.

Nun ist das aber mit statistischen Ziffern und Prozentsätzen so eine Sache. Zwar gibt es nach Gutdünken entstellte oder ungenau erhobene Statistiken, aber im allgemeinen sollte man an ihrer Richtigkeit nicht zweifeln. Nur ist zu bedenken, daß sie stets Durchschnitte und nicht Einzelheiten vorlegen, und ferner, daß, wenn Statistiken mit ihren kühlen Ziffern ohne eine in die Tiefe der Problematik eindringende Interpretation vorgelegt werden, sie an der Oberfläche verweilen. Das heißt, die Statistiken über die tägliche Benutzung des Fernsehens durch Kinder und Jugendliche zeigen Durchschnittssehzeiten auf, lassen aber nicht erkennen, ob das Kind die erfaßte Durchschnittsstundenzahl von sagen wir drei

Stunden hintereinander und ununterbrochen mit dem Blick auf den Bildschirm durchgesessen hat; ob während dieser Zeitspanne nicht noch so manch anderes geschehen ist, wie Spielen, Herumrutschen, Einschlafen, etwas Eßbares holen, im Bilderbuch blättern, auf die Toilette gehen und anderes leicht Beobachtbares. Kurzum: Da die statistischen Ziffern die Frage »Wie wird ferngesehen?« nicht beantworten können und, wer Beängstigungen hervorrufen will, auch gar nicht beantworten will, ist es mehr als voreilig, aus ihnen mit Hilfe eines Kausalschlusses direkte Schädigungsvorgänge für Körper und Seele der Kinder oder Jugendlichen abzuleiten und sich durch sie in Angstzustände versetzen zu lassen.

Ich komme jetzt zu einer weiteren Frage, nämlich der einer möglichen Überschätzung des Einflusses des Fernsehens und der sie begleitenden Angstmacherei im Rahmen des Lebens von Familien mit Kindern. Damit betreten wir das Gebiet der »Wirkungsforschung«, zu dem unzählbare Ergebnisse vorliegen, die allerdings von denjenigen gewissenlos ignoriert werden, die mit ihrer Angstmacherei das Fernsehen als das Übel aller Zeiten anzuprangern wünschen.

Um diesbezüglich ein wenig Klarheit zu schaffen, sind im folgenden knapp skizziert einige Seiten der Aufzählung der wesentlichsten Forschungsrichtungen und -ergebnisse zum Thema »Wirkungen« zu widmen, ohne daß auf Vollständigkeit Wert gelegt wird. Dabei gehe ich wiederum von der Tatsache aus, daß unter den diversen Massenkommunikationsmitteln das Fernsehen für das

Kind das am frühesten zugängliche Medium ist und daher im Zuge des Erziehungsprozesses eine nicht zu leugnende Rolle spielt.

1. Ein erstes Untersuchungsfeld beschäftigt sich mit den *Vorlieben*, die Kinder in bezug auf Programminhalte zum Ausdruck bringen. Bei einer recht globalen Unterscheidung zwischen Programmen mit Realitätsinhalten und solchen mit Unterhaltungs- oder Phantasieinhalten ließ sich, grosso modo gesprochen, die folgende Belanglichkeit nach Altersgruppen feststellen: Die im frühen Kindesalter bevorzugten Programme sind die unter dem Titel »Kinderprogramme« laufenden, zum Beispiel Trickfilme, Marionettentheater, Kinderabenteuer, Tiergeschichten u. ä. m. Nach Einordnung des Kindes in die Schule verändern sich die Vorlieben zugunsten von Abenteuerfilmen, Western und Science-fiction und münden recht bald in die Nähe von Programmen für Erwachsene, von Krimis über Komödien bis zu Popmusik. Daß dabei auch der Intelligenzgrad des Kindes und die von der Familie geleisteten Erziehungsbemühungen von Wichtigkeit sind, versteht sich von selbst. Festzuhalten ist vor allem, daß Kinder im Zuge ihrer Entwicklung gewissen Programminhalten entwachsen und sich anderen zuwenden.

2. Als nächstes stellt sich die Frage nach dem *massenmedialen Verhalten* von Kindern, eine Frage, die von den Angstmachern besonders gerne hochgespielt wird, im übrigen aber – außer von der Interessengruppe der Medienpädagogen – meist übergangen wird. Zu erkennen

ist hier, welches den Kindern oder Jugendlichen zugängliche Medium in welchem Ausmaß genutzt wird und welche Inhalte sie bevorzugen. Ohne Umschweife gesagt verlaufen die Antworten in Richtung der individuellen Bedürfnisse und der Fähigkeiten des Kindes oder Jugendlichen, wobei der physischen und der sozialen Umgebung, in der sie aufwachsen, beträchtliche Bedeutung zukommt. Während Umgebung und Milieu bestimmen, welche Medien in welchem Ausmaß zur Verfügung gestellt werden, bilden die individuellen Faktoren ein Bindeglied zwischen dem, was das Kind bzw. der Jugendliche angesichts der Medien und im Rahmen seiner Umgebung tun kann und will. Obwohl das Fernsehen beim Erziehungsprozeß eine bedeutende Rolle spielt bzw. spielen kann, ist das massenmediale Verhalten von Kindern und Jugendlichen letztendlich – einseitig oder vielseitig – ein Produkt der von den Erziehern (Eltern, Schule usw.) geleiteten Sozialisation.

3. Ich komme nun zu dem breit gelagerten, heiß umstrittenen, mit Angstmacherei geradezu eingedeckten Feld der *Wirkungen des Fernsehens* auf Kinder, bei dem vielfach das wissenschaftlich Objektive zugunsten des Ideologischen aus der Sicht verloren wird. Da sind, knapp skizziert, als erstes jene Untersuchungen anzuführen, die sich mit der Verteilung der Zeit im Tagesablauf des Kindes befassen. Reduziert Fernsehen die für andere Aktivitäten verfügbare Zeit? Beeinflußt Fernsehen Schlafenszeiten, Spiele, Lesefähigkeit, Schularbeiten und ähnliches mehr? Die Antworten auf diesen Fragenkom-

plex lassen immer wieder erkennen, daß die Erfahrungen und Erwartungen der Kinder gegenüber dem Fernsehen, der Gebrauch, den sie von dem Medium machen, und so denn auch die Zeit, die durch Fernsehen anderen Tätigkeiten entzogen wird, zum einen von der Persönlichkeit des Kindes abhängen, zum anderen von seiner soziokulturellen Umgebung, vom Milieu, in dem es aufwächst. Grobe Verallgemeinerungen, wie sie leichtfertig von den Angstmachern in die Welt gesetzt werden, sind hier nicht am Platze.

Für Angst erweckende Verallgemeinerungen steht besonders die Erforschung der *emotionalen Reaktionen* von Kindern und Jugendlichen auf Fernsehprogramme zur Verfügung. Hier werden all jene Fragen in den Vordergrund gerückt, die die Erlebniswelt der Aufwachsenden betreffen: Stimulans, Sensibilität, Dunkelheit, Drohung, Leiden, Furcht, Angst u. ä. m. Obwohl es sich als äußerst schwierig erwiesen hat, selbst mit den ausgetüfteltsten Befragungs- und Laboratoriumsmethoden in das Innenleben von Kindern zumindest praktisch und nicht theoretisch einzudringen, herrscht Einstimmigkeit darüber, daß die meisten Kinder – gleich welcher Altersgruppe sie angehören oder welches ihre Interessen sind – in der Menge der Fernsehprogramme stets irgendwelche Inhalte finden, die sie für eine Weile besonders erregen und beeinflussen. Ich sage bewußt »für eine Weile«; denn ob eine solche Erregung eine Wirkung auf lange Sicht hervorruft, darüber gibt es bisher noch keine zuverlässigen Erkenntnisse.

Kein Zweifel kann darüber bestehen, daß Kinder und Jugendliche vom Fernsehen etwas lernen können und in der Tat auch lernen. Es ist jedoch zu bedenken, daß ein Unterschied besteht zwischen direktem Lernen - zum Beispiel Fernsehen in der Schule - und indirektem, beiläufigem Lernen - zum Beispiel die Übernahme von Informationen aus dem Fernsehen. An diesem wenig beachteten Punkt setzen allzugerne die Angst erweckenden »Bewußtseinsveränderer« ein. Sie machen sich in ihren bedrohlichen Argumenten nicht die erforschte Erkenntnis zu eigen, daß Kinder (und ebenso Jugendliche und Erwachsene) im allgemeinen von einem Programm nur beiläufig etwas lernen können, je stärker sich die in einer Sendung vorkommenden Charaktere, Aktionen und Informationen mit der ihnen eigenen Persönlichkeitsstruktur und ihrem motivationalen System verbinden bzw. ihnen entsprechen. Aber auch hierbei handelt es sich nicht, wie die Gefahrenrufer austrompeten, um einen Einbahnweg vom Bildschirm zum Kind, sondern um das Zusammenspiel von Faktoren wie den Grad des Erziehungsprozesses, den Wahrnehmungsstand des Kindes, seine Bedürfnisse, seine Interessenlagen und Gefühlszustände. Alle diese Gegebenheiten unterliegen keineswegs der Kontrolle des als »allmächtig« hingestellten und angeklagten Fernsehens, sondern einzig und allein der der Eltern, der Familie, der Erzieher.

Im Zusammenhang mit direktem oder indirektem Lernen durch Medienprogramme wird immer wieder aufs neue und sensationell aufgemacht das Thema des Erlernens von *aggressivem Verhalten* an diesem oder jenem aktuellen und Befürchtungen erweckenden Geschehen diskutiert. Dabei berufen sich die Rundschläge, schon allein um der Seriosität ihrer Warnungen Ausdruck zu verleihen, mit Vorliebe auf Theorien und Thesen, die zu diesem Thema von diversen Wissenschaftszweigen vorgelegt wurden. Sie treten auf als: Katharsisthese, Frustrations-Aggressions-These, Imitations- und Identifikationsthese, Habitualisierungsthese und deren Abwandlungen. Eine jede von ihnen mag stimmen oder nicht, und ich werde mich hüten, sie hier abzuwägen und zu diskutieren, zumal sie ja – wie alle Theorien und Thesen – Erklärungen und keine Verhinderungsmittel sind. Betonen möchte ich nur, daß diese zu Zwecken von Angst erweckenden Bewegungen genutzten Thesen erstens mit Hilfe von ausgewählten Versuchspersonen in Laboratoriumsuntersuchungen zustande gekommen sind, also keine Allgemeingültigkeit besitzen, und zweitens ihr Augenmerk nur auf *kurzfristige,* durch den Anblick aggressiver Handlungen in Filmen hervorgerufene Wirkungen richten.

Infolgedessen sagen sie noch lange nichts über *langfristige* Auswirkungen von aggressiven Darstellungen im Fernsehen aus, daß heißt, um mich nicht von der Wirklichkeit zu entfernen, ob ein Kind, das im Verlaufe seines Entwicklungsprozesses eine ausgiebige Menge von Fernsehprogrammen mit aggressiven Handlungen zu sich genommen hat, dann auch später, sagen wir im Alter von fünfzehn bis achtzehn Jahren, bei gleich welcher Gelegenheit, zum Aggressor wird. Wir dürfen uns nicht in Verallgemeinerungen verlieren, so gängig und bequem sie auch sind. Denn das einer ausgedehnten Kost mit aggressiven Handlungen Ausgesetztsein mag auf viele Kinder wenig Wirkung haben; es mag bei einer kleineren Gruppe von Kindern sogar dazu führen, Feindseligkeitsgefühle abzubauen; es mag allerdings bei kleineren oder größeren Gruppen von Kindern auch genau das Gegenteil bewirken. Dieser Hinweis auf Möglichkeiten, von denen sowohl die wissenschaftlichen Untersuchungen wie auch die sozialen Angst erweckenden Bewegungen ausgehen, verdeutlicht einerseits, daß über langfristige Wirkungen wenig bekannt ist, andererseits, daß bei allem Wissen über den nachgewiesenermaßen bestehenden Einfluß des Fernsehens nicht das Medium für aggressives oder nicht-aggressives Verhalten verantwortlich ist.

In erster Linie liegt die Verantwortung bei den Eltern sowie bei der von ihnen geschaffenen sozialen und kulturellen Umgebung. Beides kann durch das Fernsehen nicht ersetzt werden. Ferner bei den Pädagogen, an die durch die Schulpflicht ein nicht unerheblicher Teil der Erziehung delegiert worden ist. Und nicht zuletzt beim Staat mit seinen Jugendschutzeinrichtungen, seinen Familien- und Jugendministerien, von denen mehr »Verlautbarungen« als Hilfestellungen und Rührigkeit ausgehen. Wenn Angstmacherei in Hinsicht auf die Beziehungen zwischen Fernsehen und Kindern sowie Jugendlichen einen Sinn haben soll – und das hat sie als eine vor Gefahren warnende Bewegung gewiß –, dann nutzen keine unentgeltlichen, weil verallgemeinernden Schimpfkanonaden. Es bedarf des abgesicherten Wissens um die Dinge, das um seines »sensationellen« Gehalts willen nicht mal hier, mal da verkündet wird, sondern gezielt Eltern, Schule und staatlichen Instanzen aufklärend zu unterbreiten ist, um zu rational geleiteten Taten aufrufen zu können.

10

Gewalt

Man würde mich einen Drückeberger schelten, wenn ich eine Thematik umginge, die weit mehr als nur zu einem Tagesgespräch geworden ist, nämlich Gewalt. Zwar ist, was uns unter dieser Bezeichnung mit Angst und Furcht erschauern läßt, ein uraltes, Mythologie, Dramen und Literatur durchziehendes Thema. Doch seitdem Gewalt zum quasi unumgänglichen Teil der uns von den Massenmedien vorgesetzten Informationen und Unterhaltungen geworden ist, wurde das Thema zu einer unerfindlichen Problematik. Wenn uns physische Gewalt persönlich betrifft, ohne sie gleich zum Verbrechen hochzustilisieren – also zum Beispiel die Ohrfeigen, mit denen mich mein Vater traktierte, wenn ich aus der Schule schlechte Noten nach Hause brachte –, oder mentale Gewalt – zum Beispiel, wenn Mann und Frau nicht mehr miteinander reden –, wird die Unversehrtheit der menschlichen Person berührt. Wenn indes von »Gewalt im Fernsehen«, ihrer Herkunft, ihrer Deutung und ihren

Wirkungen die Rede ist, dann berührt dies die *soziale Ordnung*. In der Tat, das Szenario der Gewalt veranschaulicht im allgemeinen, wie Bedrohungen durch Gewalt zu bekämpfen sind, wie die soziale Ordnung wiederhergestellt werden kann (oft auch durch Gewalt) und wie die Anstifter, Aufwiegler und Unruhestifter zu bestrafen sind. Mit anderen Worten: Die Darstellung von Gewalt zeigt, wie die soziale Ordnung umstürzlerische Bedrohungen behandelt.

Erst seitdem über die Medien der Zugang zur Schilderung von Gewalt massenproduziert erleichtert wurde, begann man, aber dann ausgiebigst, sich mit den psychologischen und soziologischen Auswirkungen von Gewaltdarstellungen zu beschäftigen. Es wurde befürchtet, daß diese Darstellungen Gewalt (und Verbrechen) eher anregen als verhindern, daß sie Aggressivität stimulieren und für die sozialen Beziehungen im allgemeinen, besonders aber für Kinder schädlich sind. Diese von mir bewußt so knapp und einfach wie möglich vorgetragene Besorgnis hat eine geradezu unübersichtliche Masse von Untersuchungen sowie einen Wust von Theorien hervorgerufen, aus denen wir uns nicht nur aussuchen können, was uns zur Erklärung eines Mißstandes am meisten zusagt, sondern die auch Angstzustände erwecken, ob man nun Kinder hat oder nicht, ob einem soziale Beziehungen etwas bedeuten oder man bestens darauf verzichten kann.

So kaustisch meine Bemerkung auch klingen mag, sie soll die von wissenschaftlicher, journalistischer, moralischer und ethischer Seite geführte, kurz auf den Nenner »Gewalt im Fernsehen« gebrachte Problematik nicht übertünchen. Nur kann ich mich des Eindrucks nicht erwehren, daß alle die vielen Veröffentlichungen, Umfragen, Warnungen und das beinahe alltäglich gewordene Geplänkel über zu viel oder zu wenig Gewaltdarstellungen im Fernsehen und in anderen Medien, wie zum Beispiel in Comics, zu Ungewißheiten und Unbestimmtheiten führen und freischwebende Ängste erwecken, deren Herkunft, womit ich die soziale Bewegung der Angstmacherei meine, so gut wie verborgen bleibt. Will man sie erkennbar machen, um die Möglichkeit zu eröffnen, sich nicht ins Bockshorn jagen zu lassen, bedarf es des Wissens, das mit dem Denken stets gleichen Schritt zu halten hat. Auf diesen gewiß nicht anspruchslosen Weg werde ich mich begeben und nehme dabei gerne von den Kollegen, die zu unserer Thematik von Jahr zu Jahr dickleibige Bände vorgelegt haben, den Vorwurf eines »Vereinfachers« in Kauf.

Einem an den Problemen unserer Zeit einigermaßen interessierten Beobachter kann es nicht verborgen bleiben, daß Gewalt eines der beunruhigendsten Themen geworden ist. Rührt das daher, daß unsere Gesellschaft von einer ungewöhnlich heftigen und umfänglichen Gewalt heimgesucht wird, oder mag es sein, daß wir heutzutage Gewalt, ihr irrationales Wesen und das Unrecht, das sie bezeigt und hervorbringt, mehr zur Kenntnis nehmen – mit oder ohne Fernsehen? Ich weiß es nicht und lasse mich auch nicht auf Spekulationen ein. Mit einem Blick in die Vergangenheit weiß ich nur, daß bei den Eroberungen des Iulius Caesar oder Alexanders des Großen, den Kreuzzügen, der Inquisition, der Expansion des Ottomanischen Reiches, den Napoleonischen Kriegen, der kolonialen Einverleibung von Nationen bis hin zur millionenfachen Vernichtung von Juden durch die russischen Pogrome und das Hitlerregime Gewalt eine Schlüsselkomponente bildete. Ist schon hier, sozusagen rückblickend, Gewalt und Gewaltanwendung Grund genug zur Beunruhigung – und auch Kontroversen –, wie ist es dann erst um die Gewalt in unserem täglichen Leben bestellt, um eheliche und sexuelle Gewalt, um aus der Anhäufung von Macht oder Reichtum hervorgegangene Gewalt über Arme und Unterprivilegierte, um die gegen unsere menschlichen Rechte verstoßende kriminelle Gewalt und schließlich um die seit Menschengedenken kollektive und entmenschlichte Gewalt des Krieges?

Angesichts dieser Anhäufung von Fragen stellt sich bei mir, und ich darf annehmen auch bei vielen anderen sich hiermit Befassenden, eine gewisse Ratlosigkeit ein. Ich bedarf eines denkerischen Halts, und den, so hat man uns gelehrt, findet man gegebenenfalls bei den Philosophen, unseren Lehrern vom richtigen Denken. So greife ich als erstes zu Platon, denn der dürfte sich in seinen Schriften irgendwann und irgendwo auch mal darüber Gedanken gemacht haben, was Gewalt ist und welche Ursachen ihr zugrunde liegen. Was ich bei ihm und anderen Philosophen, bei denen ich nachgeschlagen habe, in aller Breite fand, werde ich nur dem Grundgedanken nach darlegen. Denn ein ausführliches Zuviel steht mir nicht an und würde nur Verwirrung hervorrufen.

Bei Platon, der vermutlich selbst Gewalt erfahren hat, als er von dem Tyrannen Dionysios als Sklave verkauft wurde, wird dem Körper die Rolle eines Behälters zuerteilt, in den die Seele eingesperrt ist, um sich durch gutes Verhalten von üblen, ihr von Geburt mitgegebenen Absichten (Gewalt) zu reinigen. Anders als bei den Göttern, so Platon, die im wesentlichen von Natur aus gütig sind, wird die menschliche Seele von Erschütterungen heimgesucht, die sie fortwährend in die Tiefe zu stürzen drohen.

Bei Aristoteles, der die menschliche Natur als die Inkarnation der Seele sieht, ist der Körper nicht eine Art Gefängnis, sondern seine Realität ist völlig von der Seele abhängig, die ihn gestaltet hat. Anders als bei Platon besteht bei Aristoteles keine angeborene oder ursprüngliche Gewalt in ihrer Beziehung zum Körper. Ganz im Gegenteil: Für den Schüler Platons geht Gewalt gegen die angeborene Natur oder die Neigungen seines Subjekts. Das heißt, nach Aristoteles, die Möglichkeit von Gewalt ist unserem Leben nicht von Natur aus anhaftend, sondern entsteht dadurch, was gegen die Natur geht.

Noch eine letzte Ansicht aus der griechischen Philosophenschule ist anzuführen, die des Stoizismus. Denn hier ist die Annäherung an das Problem »Gewalt« wieder eine andere. Es wird davon ausgegangen, daß das ursprüngliche Streben des individuellen Charakters stets auf Leidenschaften wie Liebe, Haß, Zorn, Furcht, Wagemut, Begierde etc. ausgerichtet ist, die alle gegen das außerordentlich schwierig zu erreichende Ideal der Weisheit anlaufen. Die Oberherrschaft der Vernunft (der Kosmos ist Körper, er ist von der Vernunft bestimmt) und ihre Übereinstimmung mit der kosmischen Ordnung verlangen gemäß der Lehre der Stoiker nach völliger Apathie, nach Teilnahmslosigkeit, nach Ausschaltung von Leidenschaften und damit aller abträglichen Dispositionen, die Gewalt aufkommen lassen können.

Über die Jahrhunderte fanden die hier skizzierten philosophischen Grundauffassungen ihre Ausdehnungen, Zusätze und Veränderungen. Schon zu Beginn des Mittelalters, aber auch später verbanden sich bei den Denkern mehr und mehr Annäherungen und Erklärungen des Begriffs »Gewalt« mit dem der »Aggression«, das heißt, durch beschauliches Nachsinnen wurde von den Philosophen das Handeln, die Gewaltaktion ins Visier genommen. Hierzu trug insbesondere die fortschreitende Entwicklung der Wissenschaften bei. Auf eine kurze Formel gebracht: In die Sinnesempfindung der Fähigkeit des Verlangens wurde die Fähigkeit der Gegenüberstellung eingeschlossen, bis hin zu Aggression in ihren brutalsten Formen.

Philosophie und Wissenschaft, vor allem Psychologie, begannen sich miteinander zu verbinden, wofür als eines der prägnantesten Beispiele aus unserer Zeit das Hauptwerk des Verhaltensforschers Konrad Lorenz, *Das sogenannte Böse. Zur Naturgeschichte der Aggression*, gelten kann. In ihm wird Angriffslust als ein *Instinkt* dargetan, der zum Erhalt des Lebens und der Gattungen beiträgt.

Wenn sich bei dieser am Verhalten von Tieren aufgezeigten psycho-philosophischen »Mischung« der von mir zum Verständnis von Gewalt gesuchte Halt verliert, dann deshalb, weil ich als ein der empirischen Soziologie Verschriebener nur wenig mit der Unbestimmbarkeit von Instinkt anfangen kann. Für mich, und damit stehe ich nicht allein, bewegt sich die menschliche Gewalt auf einer Stufe des Bewußtseins, dessen Erheblichkeit und Verquickungen weit über die engen Grenzen instinktiver Faktoren hinausgehen.

Soweit ich es übersehen kann, gehen die sich mit Gewalt befassenden einflußreichen modernen philosophischen Systeme davon aus, daß menschliche Gewalt (außer in pathologischen Fällen) Prinzipien widerspiegelt und verkörpert, die Denken, Fühlen und Handeln leiten. Sie versuchen das menschliche Wesen, seine Beziehungen zur Welt sowie die Beschaffenheit und Entstehung der Gesellschaft zu erfassen und zu begreifen, um somit das individuelle und kollektive Leben untermauern zu können – auch das der verschiedenartigen Typen und Symbole von Gewalt. Was uns die moderne Philosophie lehrt, und damit werfe ich den Blick auf die noch zu behandelnden Erklärungsversuche von »Gewalt im Fernsehen« und ihre Auswirkungen, ist, daß es fehlerhaft sei, von »angeborener Gewalt« zu sprechen, außer wenn menschliche Wesen und die daraus hervorgehenden Strukturen eine erweisliche Tendenz zu Gewalt enthalten.

Ich glaube, es ist an der Zeit, aus den schillernden

Wolken philosophischen Gedankenguts auf den Boden der Lebenswirklichkeit zurückzukehren, um nicht den Angsterweckungen durch Gewalt und den dahinter stehenden sozialen Bewegungen der Angstmacherei zu entlaufen. Was mir bei den verschiedenen Erklärungen bezüglich Gewalt im Wege steht, ist die unklare, weil vielseitige Benutzung des Begriffes in höchst unterschiedlichen Zusammenhängen. Gewalt kann doch nicht einfach gleich Gewalt sein, wenn beispielsweise die einen Gewalt mit Existenzangst, die anderen mit Umweltzerstörung in Zusammenhang bringen, wieder andere mit verfolgten Menschen, mit Militarismus und Krieg, mit den Medien, mit Kindern oder Jugendlichen. Es ist also keine Verschwendung von Zeit und Druckseiten, den Begriff Gewalt, wenn auch nur annäherungsweise, einzuzäunen, ohne gültig Definitorisches vorzutäuschen.

Fragt man mit Blick auf das Gesamtgesellschaftliche einen Sozialwissenschaftler, was für ihn ohne größeren Wortprunk Gewalt sei, wird man hören, daß es sich dabei um die Zerrüttung der sozialen Ordnung handle, für deren Verhütung die rechtlichen, politischen und sozialen Einrichtungen und ihre Vermittlungsstellen zuständig seien. Mit Blick auf den Gewalt ausübenden Einzelnen oder Gruppen wird von einem von der sozialen und politischen Ordnung abweichenden Verhalten gesprochen, wobei dieses öfter mit Kriminalität gleichgesetzt wird. Das eine wie das andere läßt sich auf die unterschiedlichsten Orte projizieren, das heißt nicht nur auf den Ort des Fernsehens, sondern auch auf andere zu lokalisierende Punkte. So läßt sich zum Beispiel von Gewalt in der Politik, in der Literatur, im Gefängnis, in der Familie, auf der Straße und ähnlichem mehr sprechen.

Angesichts der nicht alle beim Namen zu nennenden Verschiedenartigkeiten von Gewalthandlungen sind diese Umschreibungen höchst unzufriedenstellend, besonders wenn es darum geht, Gewalt qualitativ zu erfassen und sie mit Angst und Angstmacherei in Verbindung zu bringen. Darum müssen wir uns die Natur der Zielscheibe ansehen, auf die sich Gewalt richtet. Lassen sich doch, grob kategorisiert, Gewaltanwendungen dahingehend unterscheiden, ob sie auf ein soziales, auf ein politisches oder auf ein kulturelles Ziel hinauswollen. Handelt es sich um ein *soziales Ziel,* dann geht es um Attacken, die sich gegen die im Alltagsleben unmittelbar gegenwärtigen materiellen Elemente des sozialen Systems richten. Wenn es um ein *politisches Ziel* geht, dann werden mit Mitteln der Gewalt politische Mechanismen angegriffen, mit deren Hilfe die Gesellschaft die Regeln des politischen Spiels abwickelt und verbreitet. Kommt es zu *kulturellen Zielen,* dann möchte ich hierunter gewaltmäßige Angriffe verstehen, die sich direkt gegen die Machtverteilung richten, auf der ein gegebenes System der Beherrschung beruht. Anders ausgedrückt: Mit Mitteln der Gewalt werden hier weder die manifesten materiellen Elemente des sozialen Systems noch die Regeln des politischen Spiels angegriffen, sondern ein begrifflicher Apparat, der von den Gewalttätern als unterdrückend angesehen wird.

Weitaus handgerechter als alle wohlgedachten Umsichtigkeiten werden uns Gewalt und Gewaltausübung sowie deren Auswirkungen verdeutlicht, wenn sie in einem Atem mit *Verbrechen* genannt, ja sogar gleichgesetzt werden. Was den Bürgern den Schlaf raubt, so heißt es in den Schlagzeilen der Gazetten, ist nicht Kriminalität schlechthin, sondern Verbrechen verbunden mit Gewalt. Ohne mich darüber auszulassen, ob die Gleichsetzung von Gewalt und Verbrechen gerechtfertigt ist, bietet sich mir an dieser Stelle die Gelegenheit, das Pferd »Gewalt« sozusagen von hinten aufzuzäumen und kurz die unterschiedlichen Arten der mit Gewalt in Verbindung stehenden Verbrechen zu skizzieren.

Da haben wir, ohne eine Rangliste aufzustellen, als erstes das berufliche bzw., wie es vielleicht treffender bezeichnet wird, das organisierte Verbrechen. Hier ist Gewalt in welcher Form auch immer ausgesprochen instrumental. Motive wie Leidenschaft, Eifersucht, persönliche Rache und ähnliche Gefühlsregungen haben hier keinen Platz; unüberlegte und unorganisierte Verbrechen finden nicht statt. Jeder zweite Krimi zeigt uns, daß kein Gangster das Recht hat, aus eigener Initiative heraus zu töten; jeder Mord hat auf Anordnung des oder der großen Chefs zu geschehen, des- oder derjenigen, in dessen oder deren Händen das »Gedeihen« der Organisation liegt.

Beim symbolischen Verbrechen zeigt sich die gewalttätige Aktion wie ein Signal, wie eine Art Mittel der Kommunikation zur Erreichung bestimmter Ziele. Als bestes Beispiel läßt sich hier an die Aufstände in den Gettos der

Schwarzen in Amerika oder Südafrika denken: Eine an die weiße Bevölkerung gerichtete Botschaft und Drohung soll auf die Tatsache aufmerksam machen, daß unerträgliche Zustände nicht länger hingenommen werden.

Schließlich ist noch das Leidenschafts-Verbrechen anzuführen. Es ist, wie die Bezeichnung sagt, expressiver Art. Gewaltanwendung zielt hier darauf ab, einen oder mehrere Menschen zu irgend etwas zu zwingen. Wie uns der selbsternannte Verbrechensverfolger Eduard Zimmermann in der Fernsehsendung *Aktenzeichen XY ... ungelöst* allmonatlich zeigt, erreichen gerade beim Leidenschafts-Verbrechen Brutalität und Gewalt in den meisten Fällen den höchsten Grad.

Da wir den beängstigenden Begriffswert »Gewalt« in seiner situationären Prägung nun annäherungsweise eingekreist haben, um im Zuge meiner Absichten in den Bezirk desjenigen aufklärend vordringen zu können, was ich in Ermangelung eines treffenderen Ausdrucks die Angstmacherei nenne, ist auszuführen, wie von dieser oder jener ihrer Verantwortung bewußten Seite Gewalt interpretiert wird. Dies auf die Gefahr hin, daß ich mich wiederhole, zumal es eine große Anzahl von erklärenden Perspektiven gibt, je nachdem, wer spricht.

Soweit es die Kriminologen angeht, stehen sich, knapp angedeutet, zwei Erklärungstendenzen gegenüber. Die einen erfassen Gewalt im Zusammenhang mit Triebleben, Milieu, Versagen, Enttäuschung und anderen sozialen Bedingungen. Andere verlassen sich auf einspurige psychoanalytische Theorien oder die Erfassung der

Wesenserscheinungen von Gewalt. Eine Verbindung bzw. Erweiterung der beiden Tendenzen fand statt, als die Kriminologen bei ihren Untersuchungen und Erklärungen einen soziologischen Bezugsrahmen miteinbezogen, vor allem, wenn die Auffassung vertreten wurde, die Gesellschaft und ihr Zustand seien für Gewalttaten verantwortlich.

Die Psychologen konzentrieren sich bei ihren Interpretationen und Erklärungen von Gewalt und Gewalttaten auf das Einzelwesen, auf die individuelle Persönlichkeit, nicht ohne der Dynamik der Wechselbeziehungen zwischen Personen und Gruppen Aufmerksamkeit zu zollen. Anders die Psychoanalytiker, die bei der Erklärung von Gewalt oder Brutalität und ihren Folgen den Blick vordringlich auf Charakteristika und Erfahrungen aus der Vergangenheit des gewalttätigen Einzelnen richten. Sie suchen nach Neigungen zur Gewalt, die möglicherweise in frühen traumatischen Erfahrungen gelegen sind, wobei starke seelische Erschütterungen sexueller Art eine bedeutsame Rolle spielen.

Die Sozialpsychologen suchen Erklärungen für Gewalt und ihre Folgen im Zusammentreffen von Umständen individueller Haltungen und innerer Einstellungen mit strukturellen und funktionalen Einzelheiten der Gesellschaft, die die eine oder andere Haltung gefördert hat. Hier finden wir Erklärungen wie »relative Verkommenheit« oder die letzthin modisch gewordene »Suche nach Identität«, die zum Beispiel mit Isolierung, Machtlosigkeit oder Angst in Verbindung gebracht wird.

Wie ich schon mehrfach geltend gemacht habe, richten die Soziologen ihr Augenmerk nicht auf den Einzelnen, sondern auf ganze Gruppen der Gesellschaft. So auch bei der Interpretation und Erklärung von Gewalt und ihren Folgen. Unterstrichen werden hierbei in erster Linie die strukturellen Merkmale der Gesellschaft, besonders insoweit die spezifische Struktur einer Gesellschaft in Beziehung zu Macht und Herrschaft und deren Ausübung steht.

Als auf Dauer Gewalt und Gewaltausübung sowie ihre bedauerlichen Folgen mehr und mehr und in allen Einzelheiten nebst den dazugehörenden Angsterweckungen der Öffentlichkeit bekannt gegeben wurden, konnten die verschiedenen Wissenschaftsrichtungen mit ihren unterschiedlichen Ansätzen und Methoden nicht länger ihren eingefurchten Weg gehen. »Interdisziplinarität« lautete jetzt der Schlachtruf: Austausch und Zusammenführung von Erkenntnissen, Forschungsmethoden und Konzepten. Allesamt wandten sie sich dem Entstehen und den Ausuferungen einer »Subkultur der Gewalt« zu, das heißt einem Wertesystem, das zwar Teil eines breit gelagerten zentralen Wertesystems ist, jedoch abseits von diesem existiert. Zunächst wurde der seit biblischen Zeiten bestehenden, zweifelsohne lebenswichtigen Frage nachgegangen: Leben wir in einer brutalen Welt und sind daher genötigt, Gewalt als eine Norm oder als einen Wert zu akzeptieren? Dann jedoch verlagerte sich das Erkenntnisinteresse zunehmend auf die Manifestationen dieses Subsystems der Gewalt durch brutale bzw. gewalttätige

Aktionen und deren Auswirkungen auf den Einzelnen, auf Gruppen von Menschen oder gar die Gesamtgesellschaft. Es entstand eine interdisziplinär arbeitende Wirkungsforschung, die zu fast unübersehbaren Verzweigungen geführt hat.

Wenn es schon nicht einfach ist, Gewalt in ihrer Minimal- oder Maximalhandhabung zu umschreiben, so ist es um so schwieriger, Gewalt daraufhin zu erkennen, was sie als Aktion bei uns Menschen alles hervorrufen kann und hervorruft: Abscheu, Ängste oder Beeinflussung und Veränderung unseres Verhaltens im Verhältnis zum Guten oder zum Bösen. Diese wie immer gestaltete Beeinflussung und ihre Folgen sind das zentrale Thema der Wirkungsforschung. Will sie dabei vordringlich den *Menschen* in seinem Sein gegenüber Gewalt erfassen, muß sie von Gewalt als einer Allgemeinbegrifflichkeit hinweggehen und sich tatsächlichen Gewaltaktionen zuwenden, so wie sie wahrgenommen werden. Es gilt also, sich in den Wahrnehmungsprozeß einzuschalten, denn es ist eine Sache, ob ich am Frühstückstisch in der Zeitung über eine Gewalttat lese, und eine andere, ob ich über einen Bekannten von einer Gewalttat höre, und wieder eine andere, ob ich eine Gewalttat mit eigenen Augen sehe. Gesteigert aber wird die Sache, wenn ich eine Gewalttat mit allem Drum und Dran zur gleichen Zeit hören und sehen kann – selbst wenn ich, wie es bei Film und Fernsehen der Fall ist, nur zweidimensional damit in Berührung komme, also nicht in der uneingeschränkten dreidimensionalen Realität.

Wie ein rettender Engel standen zunächst der Film, dann in zunehmendem Maße auch das Fernsehen und seine Programme als Beobachtungsobjekte für die Wirkungsforscher zur Verfügung. Sie erhielten fiktive oder reale Gewaltaktionen frei Haus geliefert und konnten sie auf dem Wahrnehmungsprozeß von Hören *und* Sehen beruhenden Reaktionen von Kindern, Jugendlichen oder Erwachsenen mit immer verfeinerteren Methoden auf Wirkungen hin beobachten und analysieren. Und sollten sich dabei insgesamt schädliche Wirkungen zeigen – denn davon wurde schon wegen der Abscheulichkeit und Ablehnung von Gewalt ausgegangen –, hatte man einen Sündenbock gefunden, und zwar einen anonymen, nämlich *den* Film und *das* Fernsehen.

Man ging ans Werk, und aus allen Ländern der mit Film und Fernsehen gesegneten Welt stürzten sich Pädagogen, Soziologen, Psychologen, Kommunikations- und Medienwissenschaftler, die einen mit dieser, die anderen mit jener Untersuchungs- und Erhebungsmethode, mit Wucht und Wonne auf die Frage: Gewaltdarstellungen – schädliche Wirkungen oder nicht und mit welchen Folgen? Hunderte von Versuchen wurden angestellt, Haufen von Artikeln und Büchern wurden veröffentlicht, unzählige nationale und internationale Diskussionsrunden veranstaltet, Kommissionen wurden eingesetzt, und ein Spezialistentum entwickelte sich, von dem heute noch eine ganze Forschergeneration lebt.

Nachdem Stein um Stein umgedreht worden war, um Erklärungen für Wirkungen von Gewaltdarstellungen am oder im Fernsehen zu finden, wurden sie, wie sich das für die wissenschaftliche Arbeit gebührt, in vielseitigen theoretischen Konzepten aufgefangen. Sie alle, ihre Herkunft mitsamt ihren Einzelheiten hier darzutun, so wie ich es in meinen Vorlesungen habe tun müssen, würde zu weit führen. Andererseits kann ich sie aber auch nicht gänzlich umgehen, denn so vieles, was nach wie vor gegen Gewaltdarstellungen im Fernsehen unternommen wird, beruft sich auf die eine oder andere Theorie der Wirkungsforschung. Obwohl ich im vorhergehenden Kapitel schon davon gesprochen habe, halte ich es für notwendig, noch einmal einige der Wirkungstheorien, mit einem kurzen Begleitsatz umschrieben, vorzustellen:

– Uralt, von dem griechischen Philosophen Aristoteles herrührend, ist die *Katharsis(Reinigungs)-Theorie.* Nach ihr leiten Gewaltdarstellungen die Aggressionen des Zuschauers ab und mindern angeblich reale Gewalt.

– Sehr oft wird auf die *Frustrations-Aggressions-Theorie* Bezug genommen. Sie geht davon aus, daß Gewaltdarstellungen beim Zuschauer nur dann aggressives Verhalten hervorrufen oder verstärken, wenn sie bei ihm auf bereits vorhandene Frustrationen trifft.

– Nach der *Habitualisierungs-Theorie* führen Gewaltdarstellungen über längere Zeiträume durch Gewöhnung (Habitualisierung) bzw. Abstumpfung zu Gewaltbereitschaft.

– Die *Theorie der allgemeinen Erregung* geht von einem durch vorangegangene Frustrationen ausgelösten Erregungszustand des Zuschauers aus, der durch Gewaltdarstellungen im Fernsehen oder im Film verstärkt wird und zu Aggressionen führen kann.

– Die *Lerntheorie* gründet auf einem Schema, nach dem gewisse Reize gewisse Reaktionen hervorrufen. Danach können Fernsehinhalte, darunter Gewaltdarstellungen und -ausübungen, in die Verhaltensmuster des Zuschauers übernommen werden, das heißt, sie werden »erlernt«.

Diese und andere, weniger Ängste beschwichtigenden als Befürchtungen erzeugenden Theorien, Thesen und Erklärungen kommen der Öffentlichkeit, den Betroffenen oder den Nichtbetroffenen selten zu Gesicht. Sie werden im Kreise derjenigen abgehandelt und diskutiert, die man kurz die »Fachwelt« nennt. Hierzu stehen eine Menge sich auf die Mitglieder dieser Fachwelt beschränkende Zeitschriften und Publikationen zur Verfügung, in denen Befunde mal Widerspruch, mal Zustimmung finden. Zu ihrem Verständnis bedarf es der Kenntnis der wissenschaftlichen Fachsprache, die der Allgemeinheit so unzugänglich ist wie das Gekritzel auf den Rezepten der Ärzte. Auch die forschungstechnischen Wege und Umwege, die der beflissene Wissenschaftler geht, um zu seinen Theorien zu kommen oder sie zu bestätigen, bleiben der Öffentlichkeit verborgen. Wenn eine Schlagzeile lautet: »Gewalt im Fernsehen macht angst«, dann wäre es doch nicht nur interessant zu wissen, ob das Kinder, Jugendliche oder Erwachsene betrifft, sondern überdies auch, über welchen methodischen Weg man an diesbezügliche Wirkungserkenntnisse herangekommen ist, das heißt ob über Laborexperimente, schriftliche oder mündliche Befragungen oder Beobachtungen. Doch hierüber findet sich in den »aufschreckenden« Tagesnachrichten nur selten ein Wort.

Indes, davon hängt mit Bezug auf die Wirkung von Gewaltdarstellungen wie auf Angsterweckungen sehr viel ab: von dem Wer und dem Wie. Das »Wer« bezieht sich in der Mehrzahl der bekannt gewordenen Gewalt-im-Fernsehen-Untersuchungen auf Kinder, wobei die obere Altersgrenze zwischen sechs und zehn Jahren schwankt. Aufgrund der Schriften namhafter Kinderpsychologen wird nämlich davon ausgegangen, daß Kinder für Programme mit Gewaltdarstellungen das empfänglichste und am leichtesten zu beeinflussende Publikum sind.

Für das »Wie« wird in der Mehrzahl zu experimentellen Laboratoriumsuntersuchungen gegriffen. Das heißt, es werden bis zu fünfzig Kinder starken Gruppen ausgewählte gewalttätige Filmszenen vorgeführt und die Reaktionen beobachtet, beispielsweise, ob sie ihrer Puppe daraufhin den Kopf abreißen oder sie liebkosen, ob sie heulen, lachen oder gleichgültig bleiben oder sich mir nichts, dir nichts zu prügeln anfangen. Bei Jugendlichen und Erwachsenen, eingeteilt nach männlichen und weiblichen Versuchspersonen, wird gerne mit Gewaltwirkungen experimentiert, indem man ihnen mit Gewalttaten angefüllte Filme vorführt, um danach ihren Aggressionsgrad bzw. ihre Gewaltbereitschaft in der einen oder anderen hier nicht auszuführenden Weise zu »messen«.

Wie man sich denken kann, ist die Schlüssigkeit bzw. Repräsentativität von derlei Experimenten für das Gesamt der diversen Gruppen höchst umstritten, meines Erachtens gar gleich Null, selbst wenn, wie kürzlich von einem Universitätsinstitut unternommen, Experimente mit fünfhundert Personen zwischen zwölf und zweiundsiebzig Jahren durchgeführt wurden. Da lob' ich mir die Umfragen, wie sie heutzutage zu jedem aktuellen und einigermaßen brisanten Thema und Ereignis durchgeführt werden, um sozusagen den Finger auf den Puls der Ansichten der Bevölkerung legen zu können. Dutzende von für ihre Zuverlässigkeit und Unabhängigkeit mehr oder weniger angesehenen Instituten befragen immer wieder aufs neue einen ausgewählten, möglichst repräsentativen Teil der Bevölkerung zum Thema »Gewalt im Fernsehen«.

Allerdings beziehen sich ihre Fragestellungen weniger auf die *Wirkungen* von Gewaltdarstellungen in den Medien, weil Wirkungen eben nicht »erfragbar« sind, sondern auf *Meinungen* über das Zuviel oder das Zuwenig von derlei Darstellungen insbesondere in den Fernsehprogrammen. Da niemand als Anbeter von Gewalt dazustehen wünscht, auch wenn er sich daran ergötzen mag, und Angstmacherei mit Bezug auf Kinder schon längst die öffentliche Meinung beherrscht, wird mit Regelmäßigkeit das Zuviel kritisiert. Vor allem werden der Institution Fernsehen angesichts der von ihr verbreiteten Gewaltdarstellungen die übelsten Wirkungen zu Füßen gelegt. Kein Wunder, daß sich die Fernsehanstalten dagegen wehren, selbst auf die Gefahr hin, daß sie sich dabei lächerlich machen, wenn beispielsweise unsere öffentlich-rechtlichen Anstalten, ARD und ZDF, verlauten lassen, sie strahlten weniger Gewaltsendungen aus als die private Konkurrenz von RTL, SAT 1 oder Pro 7. Als wenn es auf die Quantität ankäme!

Wie man das Umfragenspektakel auch dreht und wendet – ob man Kinder zwischen acht und fünfzehn Jahren befragt (als ob Achtjährige schon eine »Meinung« hätten) oder danach fragt, ob Gewaltdarstellungen eingeschränkt oder verboten werden sollten, ob Bilder zu Vorbildern geworden sind, ob Gewaltdarstellungen als Fiktion oder als Realität empfunden werden, und so weiter und so fort –, im Hintergrund steht eine Angstmacherei, deren mächtigstes Mittel nicht etwa eine primitive Zählung von Leichen ist, sondern das Sinnen der Experimentierer und der Umfrageexperten sowie deren Jonglieren mit Prozentsätzen, mit denen sie der Statistikgläubigkeit in unserer Gesellschaft willfährig entgegenkommen. Nicht, daß ich der Ansicht wäre, Gewaltdarstellungen im Fernsehen übten keinerlei Wirkungen auf Kinder, Jugendliche oder Erwachsene aus; aber es führt zu einer übermäßigen Angstmacherei, wenn die Forscher und Berater in Sachen Gewalt von *vornherein* unterstellen, Gewaltdarstellungen hätten aggressions- und kriminalitätsfördernde Wirkungen, und dementsprechend schon von vornherein ihre Untersuchungen und ihre Beratungen anlegen.

Um der gewiß wichtigen Frage, was tun, um Kinder

und Jugendliche vor den Wirkungen von Gewaltdarstellungen im Fernsehen zu schützen und damit der Angstmacherei entgegenzutreten, bedarf es, pragmatisch gesehen, keiner Ausflüchte durch Verweise auf »gesellschaftlichen Werteverfall« oder »Verantwortung der Medien«, sondern einer Einschränkung bzw. Entwertung des *Wirkungsrisikos* durch den Sozialisationsprozeß, der von der Kindheit bis zum Tod andauert.

Will mit Bezug auf Gewaltdarstellungen der einzelne für sich, seine Kinder oder seine Mitmenschen der von Theoretikern, Forschern, Statistikern, Beratern, Warnern und Gesellschafts- sowie Kulturpessimisten teils hervorgerufenen, teils unterstützten sozialen Bewegung der Angstmacherei entgehen bzw. ihr entgegenwirken – wohlgemerkt, ohne vorhandene oder aufgereizte Gewaltpotentiale zu unterschätzen –, kann ein Blick auf seine Sozialisation wie auf die der anderen hilfreich sein. Hierzu tragen die unterschiedlichsten Gruppen bei: Familie, Kindergarten, Schule, Organisationen, Betriebe, Gleichaltrige und auch Massenkommunikationsmittel. Man spricht hier auch öfter von der »sozialen Konditionierung« des Menschen, die von sich wiederholenden Kontakten bis zu solch stabileren Formen wie Imitation und Identifikation reicht.

Ferner ist das Augenmerk auf die soziale Umgebung, das *soziale und kulturelle Milieu* zu richten, in dem Kinder und Jugendliche aufwachsen. Nehmen wir an, ein Kind lebt in einem asozialen oder einem verbrecherischen Milieu, in dem, mit Gewalttätigkeiten dieser oder jener Art verbunden, Hehlerei, Betrug, Diebstahl, Prostitution etc. an der Tagesordnung sind, dann hält das Kind dieses Milieu ebenso wie die eventuell vorkommenden Gewalttaten für »normal«. Das heißt, wenn später das Kind oder der Jugendliche zu Aggressivität neigt, Gewalttaten oder gar Verbrechen ausübt, dann wird von dieser Person nichts »imitiert« noch »identifiziert«, sondern sie hat sich in ihr Milieu »integriert«, hat Gewalt in ihrem moralischen Bewußtsein als »normal« verarbeitet.

Sozialisation und soziokulturelles Milieu sowie deren Auswirkungen auf die Persönlichkeitsstruktur von Kindern, Jugendlichen oder Erwachsenen zusammengeführt, zeigen auf, daß weder die einen noch die anderen der Gewaltdarstellungen im Fernsehen bedürfen, um in ihrem Verhalten aggressiv, gewalttätig oder kriminell zu werden bzw. zu sein. Zugegeben, Gewaltdarstellungen in den Medien können instrumental sein, will sagen, es wird »gelernt«, wie ein Auto aufzubrechen, ein Revolver zu halten, ein Schlag zu verpassen ist; aber auch das bedarf der Empfänglichkeit, der Prädisposition. Sie zu übergehen und diesbezügliche Untersuchungen zu ignorieren, gehört nun mal zur Strategie der Angstmacherei.

Wir selbst haben vor geraumer Zeit mit Erlaubnis der zuständigen Behörden in einem Gefängnis für jugendliche Schwerverbrecher Inhaftierte daraufhin befragt, ob sie viel ins Kino gegangen seien oder viel vor dem Fernsehen gesessen und Filme mit Brutalitäten aller Art bevorzugt und bewundert hätten. Nein, lauteten durch die Bank die Antworten: Nicht die Filme hätten sie bewundert und beeinflußt, sondern die Aktionen der der Subkultur der Gewalt angehörenden Heroen, diesen brutalen Schlägertypen, und ob diese mit Gewalttaten Böses zu verhindern gesucht, gerächt oder selbst Böses getan hätten. Stück für Stück nahmen wir Einsicht in die Strafakten der Jugendlichen, um ihre soziale Herkunft, ihre soziale Umgebung, ihre Familien- und Lebensumstände zu erkunden. Wir fanden heraus, daß es in den meisten Fällen das Verhalten der Eltern und die Erfahrungen gewesen waren, die die Jugendlichen mit Gewalttätigkeiten aus erster Hand innerhalb der Erwachsenengesellschaft gemacht hatten, die sie an das brutale Verbrechen, sozusagen als »gerechtfertigt«, herangeführt hatten.

Die Betriebsamkeit der von den verschiedensten von mir aufgezeigten Seiten kommenden und nach allen möglichen Seiten hin ausschlagenden Angstmacherei mit Bezug auf Gewalt schlechthin und die vielgescholtenen Gewaltvermittler Fernsehen, Film und die anderen Medien hat weniger zu jener panikartigen Beteuerung geführt, man habe Angst, im Dunkeln auf die Straße zu gehen, als zu einer Sinnesverwirrung in der *Wahrnehmung*. Werden doch ohne Unterlaß Ursachen und Wirkungen von drei Komponenten menschlichen Verhaltens, nämlich Aggressivität, Gewaltaktion und Kriminalität, in einen kausalen Zusammenhang gebracht, ohne andere Faktoren, vor allem die dem sozialen und kulturellen Hintergrund des Einzelnen wie dem Kollektiv entspringenden oder von ihm verursachten, auch nur ins Visier zu nehmen.

Soweit Angstbereiter – von Statistikern, Meinungs- und Kommunikationsforschern über Berater, Publizisten, Warner bis hin zu Jugend- und Medienexperten – bei Beurteilung und auch Verhütung von Gewalt den von mir angesprochenen sozialen und kulturellen Hintergrund berücksichtigen, will das heißen, daß dieser angesichts von Banküberfällen, Entführungen, Terrorismus, Messerstechereien und Morden schlechtweg ein unmoralischer ist, vor dessen Kontakt die Gesellschaft und besonders Jugendliche zu schützen sind? Anders ausgedrückt, sind die hinter der Angstmachereibewegung stehenden Menschen nicht allzu leicht dazu verführt, etablierte Normen und Prinzipien, die *ihrem* Verhaltensentwurf zugrunde liegen, so weit zu verallgemeinern, daß sie in jeder Lage anwendbar sind? Wenn dies der Fall sein sollte – und manche Äußerungen von Politikern und Kritikern lassen mich vermuten, daß dem so ist –, dann sehe ich es geradezu als meine Pflicht an, warnend meine Stimme dort zu erheben, wo die Beurteiler und Erforscher von Gewalt und Gewaltdarstellungen zu dem werden, was der bedeutende Soziologe Vilfredo Pareto schon 1911 als die »vertuistes«, die »Tugendbehüter«, bezeichnete. Gleich einem Leitsatz für mein Bestreben, Angstmacherei als Mittel der Macht zu demaskieren, schreibt er: »Vom Morgen bis zum Abend und vom Abend bis zum Morgen verweilt ihr [der Tugendbehüter] Denken bei denselben Dingen, die sie als schädlich für die Moral ihrer Nächsten verurteilen, um die sie sich aber zu kümmern das Recht nehmen, da es zum Wohl der Öffentlichkeit geschieht. Es ist süß, sich für andere aufzuopfern, wenn das Opfer keine Unannehmlichkeiten in sich birgt.«

Was von Vilfredo Pareto angesprochen wird, sind – jenseits aller Süffisance – moralische Konfliktsituationen, die zum Wohle der Gesellschaft zu verhüten sind. Soweit hinter der Angstmacherei keine Beherrschungs- und Machtgelüste stehen, wird hierbei von gewissen Verpflichtungen moralischer und ethischer Art ausgegangen, von denen angenommen wird, sie gegenüber den verschiedenen Gruppen und Schichten der Gesellschaft – von ihrer Wiege bis zum Tode – bezeugen zu müssen. Es wenden sich also die die Ängste der Menschen erklärenden und zu verhindern suchenden Untersucher, die Philosophen wie die Rechenkünstler, der gegenwärtigen Gesellschaft in toto zu, vor allem deren Alltagsmoral. Ihr werden alle möglichen Attribute zuerteilt, unter denen dann das vorherrschende Gesellschaftssystem im Lichte von Trends wie Ellbogengesellschaft, Freizeitgesellschaft, Risikogesellschaft, Konkurrenzgesellschaft, Befriedigungsgesellschaft, Leistungsgesellschaft, gestattende Gesellschaft, Programmgesellschaft, Mediokratie und weiß der Teufel was sonst noch erscheint. Da sich über solch verallgemeinernde, mit Vorurteilen schwer belastete Begriffskonstellationen bestens jammern und anklagen läßt, treibt es die Angstmacherei und ihre Vollzieher an den Busen einer *Doppelmoral.* Denn eingebunden in das nach ihrer Ansicht vorherrschende Gesellschaftssystem, muß es dennoch nicht ihren eigenen moralischen Grundsätzen entsprechen. So stehen sie im

Angesicht einer »Subkultur der Gewalt« zwischen den Normen und Werten von Gestern und Heute.

Solange der Feldzug gegen Gewalt im allgemeinen und Gewalt im Fernsehen im speziellen über die von mir geschilderte Angstmachereibewegung geführt wird, wird sie zwar so manches erklären können, aber weder der Faszination der Gewalt Abbruch tun noch verlorengegangene Wertsysteme wiederaufleben lassen, noch jene Veränderungen der Gesellschaft hervorrufen, von denen Utopisten so gerne träumen. Ich lehne es ab, nein, ich verwehre mich dagegen, die Mittel der Angstmacherei, woher und von wem sie auch kommen mögen, einzusetzen. Denn zum einen rufen sie Verunsicherung hervor, zum anderen den Verlust der Identität. Um dies zu vermeiden, mußte hierüber in aller Ausführlichkeit gesprochen werden.

11

Soziologenunrast

Es dürfte niemandem entgangen sein, und daraus habe ich auch kein Geheimnis gemacht, daß ich meine Bemühungen um eine Klarstellung und Demystifizierung der Angstmacherei aus der Sicht des Soziologen angehe. Das hat seinen Vorteil, soweit man mich, den Soziologen Alphons Silbermann, als Vertreter eines *militanten Humanismus* ansieht, den die Soziologie von ihrer Herkunft her auf ihr Banner geschrieben hat. Das hat aber auch seine Nachteile, wenn ich mitansehe, mit welch geringer wissenschaftlicher Autorität die Soziologie in der deutschen Gesellschaft Fuß gefaßt hat, um zum Wohle der Gesellschaft Einfluß auszuüben. Wenn überhaupt, dann sprechen viele der an die Öffentlichkeit tretenden und sich nicht im Getto ihrer Fachzeitschriften versteckenden Soziologen in den pessimistischsten Tönen, sehen nichts Gutes in dieser Welt, ja werden zu inhumanen Angstmachern, stützen geradezu die Angstmacherei, wo auch immer sie auftreten. Darüber muß gesprochen werden, auch wenn ich damit den weisen Satz Napoleons, man solle nicht vor der eigenen Türe scheißen, rundweg ignoriere.

Selbst auf die Gefahr hin, von meinen Soziologenkollegen als abtrünniger Nestbeschmutzer angesehen zu werden, werde ich versuchen, die Gründe für einen »Niedergang der Soziologie in Deutschland« zu verdeutlichen, der sie zu einem großen Teil zu Handlangern der Angstmacherei gemacht hat. Mir scheint, die Soziologie steht in unserem Lande derzeit geradezu fassungslos vor den Menschen und den sozialen Gruppen. Das geht schon daraus hervor, daß, unbeachtet von der Öffentlichkeit, im Kreise der Soziologen zahllose Aufsätze und Artikel zirkulieren, die sich mit dem Sinn und der Existenz der Soziologie befassen. Offensichtlich können sie nicht länger ihre Unfähigkeit verbergen, vom Anderen und vom Unterschiedlichen Rechenschaft abzulegen, die Gesellschaft von der Last des reproduktiven und rückläufigen Wissens zu befreien und das Zutagetreten des Neuen zu erklären.

Bei vielen Soziologen hat sich Beklommenheit breitgemacht, da sie weder mit dem Bruch zwischen den Begriffen und dem Sinn zurechtkommen noch dem zwischen den Ideen und ihren Anzeichen, noch, um so schwerwiegender, mit der Kluft zwischen den persönlichen und den kollektiven Schicksalen innerhalb unserer Gesellschaft. »Hinweg von alledem« rufen sie aus und stürzen sich entweder in ein rechthaberisches sozialphilosophisches Geplänkel oder, weitaus genehmer, anhand von Umfragen, Interviews, Statistiken in ein mathematisches Zahlenwerk, von dessen Gültigkeit sie so fest überzeugt sind, daß ihnen dabei das Soziologische, das Individuelle wie das Gesamtgesellschaftliche, entgleitet. Da sie mit ihren an Prozentsätze gebundenen Bemäkelungen und Verwerfungen schon allzuoft die Wirklichkeit verblendet haben, hat sich gegenüber der Soziologie ein auf prätentiösem Intellektualismus beruhender Wissenschaftspessimismus breitgemacht, der angesichts ihrer »Offenbarungen« von Angst- und Furchterweckung nicht weit entfernt liegt.

Aus eigenster Erfahrung wage ich zu sagen, daß vom Blickpunkt der Gesellschaft bzw. deren Vertretern oder Exponenten aus die Soziologie als autonome Wissenschaft einen schweren Stand hat. Sicherlich, die Ausbildung als Soziologe hat gewisse Mängel, obwohl heutzutage jede etwas auf sich haltende Hochschule dem wissensdurstigen Studenten Vorlesungen und Kurse anbietet, die als »Soziologie« angekündigt werden. Aber handelt es sich dabei immer um eine wirklichkeitsnahe Soziologie, um eine »wissenschaftlich-systematische Behandlung der allgemeinen Ordnungen des Gesellschaftslebens, ihrer Bewegungs- und Entwicklungsgesetze, ihrer Beziehungen zur natürlichen Umwelt, zur Kultur im allgemeinen und zu den Einzelgebieten des Lebens und schließlich zur sozialkulturellen Person des Menschen« (René König)? Ich glaube kaum. Denn es ist nun mal nicht so, daß sich ein jeder am eigenen oder am Wohle der Gesellschaft interessierte Mensch um Ordnung, Gesetze, Umwelt und die Person kümmert. Bei dieser einem Credo ähnlichen Aussage hat die Soziologie zu stehen, dort verdient sie ihr Ansehen von seiten der Gesellschaft – nicht aber bei all den Denkweisen, Schulen und Grüppchen in Deutschland, die nicht nur durch Unkenntnis, Mutwilligkeit oder bloßes Eigeninteresse das Grab ihrer eigenen Wissenschaft schaufeln, sondern auch zu einer Unsicherheit gegenüber der Soziologie geführt haben, die jede Berührung mit ihr ängstlich vermeidet.

Einstens fragten an zentralen Stellen des täglichen Lebens stehende Führungspersönlichkeiten, Pädagogen, Funktionäre, Theologen, Wirtschaftsleiter, Politiker, Kulturdezernenten und auch der sogenannte Durchschnittsbürger: Was bietet ihr Soziologen uns? Doch sie fragen schon längst nicht mehr. Abgeschreckt von der notorisch gewordenen Wirklichkeitsfremdheit der Soziologenschaft, ihren sozial- und kulturkritischen Tiraden, ihrer unverständlichen Ausdrucksweise werfen sie sich lieber in den Schoß der Meinungs- und Marktforschung, in dem Glauben, hier werde man zur Genüge »soziologisch« geläutert. Findet doch hier so mancher mit dem Forschungsinstrumentarium der Soziologie vertraute Mitarbeiter seinen Platz, allerdings nicht länger als »Berater« in Angelegenheiten des Lebens in unserer Gesellschaft. Darum lassen sich Soziologen bei uns – anders als beispielsweise in Amerika, England oder Frankreich – in Verwaltung, Politik, Wirtschaft oder der Justiz auch an den zehn Fingern abzählen. Nicht umsonst erhebt sich im deutschen Soziologiekreis immer wieder die Frage:

Wo finden sich die Arbeitsfelder für den Soziologen? Denn was nutzt die beste Lehre und Lehrausstattung, wenn für den Studenten nach Abschluß des Soziologiestudiums nur noch Aussichten auf einen Job als »studierter« Bankkassierer, Buchhändler, Verkäufer oder Straßenbahnkontrolleur bestehen – nicht aber als Leitperson in Sachen der Gesellschaft.

Als Leitpersonen ausbildende, gesellschaftliche Maßstäbe setzende und Einfluß ausübende Wissenschaft hat die Soziologie in Deutschland nun einmal einen schlechten Ruf, gleich, ob man sie der Ketzerei, der Wirklichkeitsfremdheit, des Moralisierens, der Angstförderung oder eines markigen Pessimismus zeiht. Der schlechte Ruf der Soziologie rührt großenteils von ihrer nächsten Vergangenheit her, als ihr der haßgeladene Stempel des Nationalsozialismus aufgedrückt wurde. Man darf mir glauben, denn ich kann es jederzeit belegen, daß es einem den Atem verschlägt, wenn man nachliest, wie zu Zeiten des sogenannten »Dritten Reiches« Vertreter der Soziologie ihre Wissenschaft prostituiert haben, um opportunistisch dort zu dienen, wo sie – gerade als Soziologen – nur allzu deutlich hätten erkennen können, was ihnen ihre eminenten deutschen soziologischen Vorfahren mehr als einmal vor Augen geführt haben, nämlich die Kräfte und Gefahren einer die Deutschen so gefällig betörenden *Irrationalität.*

Die Nazis hatten schon richtig und schnell erkannt, daß eine gegenwartsbestimmte, systematisch-wissenschaftlich ausgerichtete Soziologie der Erzfeind ihres mit völkischen und rassistischen Irrationalitäten ornamentierten Regimes sein mußte – und handelten danach. Leider hängt dieses Odium nach wie vor an den Rockschößen der Soziologie. Das macht Angst und verbreitet Angst. Ergreift einen doch der Horror, wenn man an diejenigen denkt, die dem Naziregime nach dem Mund geredet haben, liebt aber stets noch ihre von Seele durchtränkten Unwirklichkeiten. Ich kann nicht die Namen all derer anführen, die – ohne Altnazis zu sein – auf Lehrstühlen sitzen, Forschungen betreiben und dabei nach wie vor dieser Angst erweckenden Doppelzüngigkeit huldigen. Damit drängen sie ihre Wissenschaft nicht nur in einen luftleeren Raum von Ausgeklügeltheiten, sondern verhüllen obendrein auch die wahren Verhältnisse in unserer Gesellschaft.

Unter diesen von mir skizzierten Umständen wird der Inbegriff der Soziologie, nämlich das Soziale, mehr und mehr aus der Sicht gerückt, um nicht zu sagen, unterdrückt. Vergessen ist, daß die Soziologie nur Wert besitzt, nur dann gesellschaftliche Probleme lösen kann, nur dann dem Allgemeinwohl, der Moral, dem Wissen und all den anderen Elementen des menschlichen Daseins zugute kommen kann, wenn sie die *Spezifität des Sozialen* nicht aus dem Auge verliert. Doch seltsam, gerade zu einer Zeit, in der Sozialpolitik, Sozialversicherung, Sozialfürsorge, Sozialhilfe, Sozialpädagogik, Sozialtherapie, sozialer Wohnungsbau u. ä. m. in aller Munde sind, scheint sie das Spezifische des Sozialen zu übersehen. Entweder tritt die Soziologie bei uns wie eine Oppositionswissenschaft gegen sich selbst auf oder, um sich überhaupt noch bemerkbar zu machen, reiht sich in die Schlange der Gefahren heraufbeschwörenden Angstmacherei ein. Die sozialen Zustände werden von ihrer Seite her kurzerhand als so miserabel und beklagenswert angesehen, daß man sich so »kritisch« geben kann, wie es nur eben geht. Alles, was nach Praxisbezogenheit und faktischer Beweisführung riecht, wird beschimpft und kämpferisch verdammt; ein von Ignoranz und Arroganz begleiteter, mächtiger, Angst erweckender Negativismus wird aus dem Boden gestampft.

Um nicht in den Abgrund von Verallgemeinerungen zu versinken, habe ich auch diejenigen Soziologengruppierungen anzuführen, die sich ohne geisteswissenschaftliche Verzauberung, empirisch forschend und praktische Feldarbeit leistend, den großen Problemen unserer Gesellschaft, wie Armut, Krieg, Familienleben, Analphabetismus, Kreativität, Vorurteil und vielem anderen, zuwenden. Sie haben den »Ballast« des theoretischen Geplänkels abgeworfen und verbergen sich nicht in den Wolken unentgeltlicher Schreibtischdiskussionen über Positivismus, Öffentlichkeit, Ideengeschichte, religiöse Dynamik oder Sinnsysteme. Wenn dennoch ein Großteil ihrer mit höchster Sorgfalt erarbeiteten Ergebnisse in der Öffentlichkeit wenig Anklang findet bzw. in den Schubladen der Auftraggeber verschwindet, kurz, keine Folgen zeitigt, liegt das in erster Linie an ihrem Bestehen auf einer Art Geheimsprache, die mit Begriffen wie Skalen, Soziometrie, Gruppendynamik, Operationalisierung,

Faktorenanalyse, Uniformität, Prozessung, Antinomie, Ganzheiten, Zyklen u. a. m. nur so um sich schlägt.

Die Gesellschaft, der zu dienen sich die Soziologie vorgenommen hat, ist ihrer müde geworden, was nicht zuletzt damit zu tun hat, daß – um allgemeinem Gerede und spekulativen Torheiten aus dem Wege zu gehen – unentwegt »befragt« wird, unentwegt das Forschungsinstrumentarium des Interviews eingesetzt wird. Kein Tag scheint zu vergehen, an dem nicht unter Hinweis der soziologischen Erkundung in deutschen Landen irgend etwas erfragt wird. Die Soziologie wird bemüht, um dem Bürger aufs Maul zu schauen, um von Stund an zu wissen, welchen Autotyp er bevorzugt, welche Partei er wählen wird, was er von Vitaminen hält, ob Radfahren gesundheitsfördernd oder Schnarchen ansteckend ist. Mal steht eine berauschende Blondine an unserer Tür und verlangt Auskunft über unsere Urlaubsinteressen, mal erklingt am Telefon eine sanfte Männerstimme, die sich nach unserem Zahlenverständnis erkundigt, mal bringt der Postbote einen vierseitigen Fragebogen über Kaninchenpflege ins Haus, den auszufüllen nur annähernd zwei Stunden dauere – kurz, eine grenzenlose, unter dem Namen »soziologische Untersuchung« funkelnde Interviewritis ist ausgebrochen, vor der natürlich auch das Fernsehen nicht haltgemacht hat. Beinahe alltäglich füttert es uns mit Interviews: Staatsmännern, Abgeordneten, Wirtschaftsführern, Ärzten, Hausfrauen, Betrügern, Schauspielern, Wissenschaftlern, Drogensüchtigen, Rentnern, Kindern, was da kreucht und fleucht, werden sitzend, stehend, liegend, im Wohnzimmer, im Flugzeug, im Hinterhof, am liebsten im Vorübergehen auf der Straße wohlvorbereitete Fragen gestellt, was dann – im Namen der Soziologie versteht sich – als »Stimme des Volkes« statistisch verbraten wird.

Nur selten stellen die Interviewer, ob Amateure oder Professionelle, Fragen, die auf die Zufriedenheit der Menschen mit diesen oder jenen Umständen und Zuständen in unserer Gesellschaft ausgerichtet sind. O nein, die *Unzufriedenheiten* gelten als Leitmotiv für die Fragen auf der Straße ebenso wie in den ausgeklügelten, nach allen Regeln der soziologischen Kunst entworfenen Fragebögen. Das heißt im Klartext, daß ein auf Dauer recht verderbliches Spielchen betrieben wird, bei dem der Appell an die »Existenzangst« des Einzelnen oder an die »Krisenangst« des Kollektivs wie ein Dämon das soziologische Feld beherrscht.

Auf diese von mir dargestellte Weise hat sich die wissenschaftlich geführte Soziologie in Deutschland, wenn auch nicht ausnahmslos, erniedrigt, ist nicht nur zur Handlangerin allgemeinen Geredes und billiger Selbstverständlichkeiten geworden, sondern überdies auch zu einer Zweifel hervorrufenden Bewegung der Angstmacherei, die die kreativen Kräfte der Menschen übersieht.

Es war mir eine Notwendigkeit, einen nicht gerade gefälligen, vielleicht etwas harsch ausgefallenen Einwurf über den Zustand des mir zur Hand gehenden Wissenschaftszweigs zu machen und ihn in seiner durchgängigen Haltung und Arbeitsweise in die teils mittelbare, teils unmittelbare Nähe Angst erweckender und fördernder Verwerfungen zu stellen. Bedarf es doch, um in die Tiefen der Verwurzelungen der Angstmacherei einzudringen, nicht nur einer Absicherung gegenüber der Unauffälligkeit des Wirkens der Angstmacher, sondern auch eines Selbstschutzes. Ansonsten besteht zum einen die Gefahr, selbst zum Angstmacher zu werden, und zum anderen, den Ängsten und der Angstmacherei zu erliegen. Eben, um nicht den Schreckbildtechniken der Soziologie bis zu einem Punkt Folge zu leisten, wo ihre Angsterforschung so undurchsichtig wird, daß sie jedwede wirklichkeitsnahe Erkenntnis hemmt – ich sage es ganz offen: auch die meine –, ergab es sich, die Enge eines sich selbst beleuchtenden, verkrusteten soziologischen Denkens darzustellen und ihm zu entfleuchen.

12

Religion

Es ist ein leichtes, wenn nicht gar ein unverbindlicher Gemeinplatz zu sagen, daß durch Angstmacherei angesichts des Lebens ein Gefühl der Ratlosigkeit, der Ohnmacht, der Frustration, der Unsicherheit und der Freiheitsbeschränkung hervorgerufen wird. Wer so spricht, und das sind nicht wenige, versäumt es, den Bezug auf »das Leben« bestimmend zu bemessen. Leben ist Handeln, Leben enthält Werte, Haltungen, Einstellungen, Neigungen, Materielles, Ästhetisches, und so besteht denn auch ein Unterschied zwischen Lebensplan, Lebensformen, Lebensstil und Lebensweisen. Selbst innerhalb einer jeden dieser Benennungen besteht ein Unterschied. Wenn beispielsweise von »Lebensstilen« gesprochen wird, dann werden hiermit allgemeine, theoretisch und empirisch gestaltete kulturelle Muster gekennzeichnet, die mehreren Individuen gemeinsam sind. Sie ermöglichen uns, Einheitlichkeit in der Verschiedenheit zu finden. Wird von »individuellen Lebensstilen« gesprochen, dann handelt es sich um die Beziehungen des Individuums zu den kulturellen Mustern und den Abweichungen hiervon. Sie ermöglichen uns, Verschiedenheit in der Einheitlichkeit zu finden. So oder so wäre es fehlerhaft zu übersehen, daß der Kern des Lebensstils – ebenso wie der der anderen angeführten Lebenshandlungen – bei dem vorherrschenden Interesse des Individuums in der Suche nach einem »guten Leben« liegt, wobei zu unterstreichen bleibt, daß das, was der einzelne als »gutes Leben« ansieht, von den Unterschieden abhängt, die er den Grundwerten des Lebens zuweist.

Im Sinne des soziologischen Wissensschatzes hätte ich anstelle von »Grundwerten des Lebens« eigentlich »Werte der Gesellschaft oder der Kultur« niederschreiben müssen, die den Lebensstil unter anderem nachdrücklich bedingen. Doch das hätte mich bei meinen Absichten in Bedrängnis gebracht. Denn wer sich wie ich aufklärend der sozialen Bewegung der Angstmacherei angenommen hat, von der viel weniger durchschauendes Aufhebens gemacht wird als von der Angst, der kann nicht hinter Lebensstilen, Lebensformen, Lebensweisen hinterherrennen, sondern muß Ganzheiten des Lebens zu erfassen suchen. Und dazu sind mir diese Innereien des Lebens zu lückenhaft. Ich breite mich also aus, betrete Lebensbereiche, besser noch *Lebenswelten* des einzelnen, der Gruppierungen wie des Kollektivs, in denen Angsterweckungen als Instrument von Macht und Herrschaft zu erkennen und zu entzaubern sind. Da dieses Buch nicht zu einem vierbändigen Traktat ausarten soll, nehme ich mir nur einige der mir derzeit aktuell zu sein scheinenden vor, darunter als erstes die Religion.

Um zunächst mal wieder von mir selbst zu sprechen, der ich wie jeder von uns Angstmachereien ausgesetzt ist: Ich bin weder Theologe, Bibelforscher, Gottesgelehrter, Hagiograph noch Judaist oder Talmudist. Auch erkenne ich mich nicht als einen religiösen, sondern als einen gläubigen Menschen, mache also einen Unterschied zwischen Religion und Glaube, wohl wissend, daß hier Zusammenhänge und Überschneidungen gegeben sind. Fern aller begründeten oder widersprüchlichen Auslegungen ziehe ich mich auf eine der unbehauensten Stufen der Denk- und Gefühlsleiter zurück. Im religiösen Sein erkenne ich die absolute Vollziehung aller Dogmen und Vorschriften der betreffenden Religion, sagen wir der vorgeschriebene regelmäßige Besuch des Gotteshauses, im gläubigen Sein das Bekennen zu einem übergeordneten Wesen, dem Geglaubten, ohne seinen Geboten durch strikte Vollziehung der Vorschriften Folge zu leisten. Die ultraorthodoxen Juden, die jedes der in der *Halacha* niedergeschriebenen Gebote und Verbote der mündlichen und schriftlichen Überlieferung beachten, sehe ich als religiös an – Glaube inbegriffen; ich, der sich wie viele meiner Glaubensgenossen nicht an alle die Gebote hält, zum Beispiel nicht regelmäßig zum Beten in die Synagoge geht, bin durchaus gläubig. Ob Jude, Christ oder Moslem, wir stammen alle von Abraham ab, der als der »Vater des Glaubens« gilt.

Nun aber genug der einführenden Worte, die mich

vor Haarspalterei und den Leser vor Fehldeutungen bewahren sollen, zumal nicht von Angsterweckungen gegenüber Religion und Glauben die Rede sein wird, sondern gegenüber dem Menschen, dem religiösen wie dem gläubigen. In vielen Ländern der europäischen Kultur, so auch in Deutschland, nehmen die Klagen über den Rückgang der Religiosität stetig zu. Als sichtbare Zeichen werden bei Katholiken und Protestanten die steigende Zahl von Kirchenaustritten, der schlechte Besuch der Gottesdienste und die mangelnde Teilnahme an den Riten angeführt; bei den Juden die Leere der Synagogen und die beträchtliche Zahl derjenigen, die sich nicht in die Kultusgemeinden einschreiben. Bezeichnen wir das eine wie das andere als »Phänomene«, dann lassen sich mit leichter Hand Motivationen ausmachen. Beim Kirchenaustritt ist das Motiv für die einen die günstige Gelegenheit, Steuern zu sparen, für die anderen eine Abwendung von der Institution oder gar eine Verachtung derselben und für wieder andere die Abweisung der Glaubensträchtigkeit.

Auf einer höheren, fern von der Weltlichkeit gelegenen Ebene werden diese Handlungen als ein Abfall von der Religion angesehen und dieser wiederum mit einem Rückgang des religiösen Glaubens gleichgesetzt. Verlorengegangen ist, so meint man auf einer noch höheren Ebene, die sinnliche Gegenwart des Göttlichen. Man hütet sich jedoch in diesem Zusammenhang, den Verlust der Idee der Macht, der übernatürlichen Überlegenheit, des kraftvollen Einflusses auf den Gläubigen, in einem

Wort: der Herrschaft, anzusprechen – obwohl nicht ohne Grund alle Befürworter des Autoritätsprinzips seinen Ursprung auf Gott zurückführen.

Schon in den frühesten Mythen treten die Heroen, die Eroberer, die Gesetzgeber und Stammesvorfahren als Götter oder Halbgötter in Erscheinung: Sie rückbeziehen ihre Größe und Überlegenheit auf göttlichen Ursprung. Selbst wenn wir nicht jedem Religionsentwurf auf die Ausübung weltlicher Macht hin nachgehen, so bleibt doch unübersehbar, daß die äußeren Formen der Religion häufig durch die Machtbedürfnisse von Individuen oder kleinen Minderheiten in der Gesellschaft bestimmt wurden. Wenn dem auch heute nicht gänzlich so ist, sollte doch nicht vergessen werden, daß zu Beginn der monotheistischen Religionen alle Macht priesterliche Macht war: Priesterherrschaft über die Massen, angefangen beim Hohenpriester im antiken Judentum. Er verkündete und bestand auf dem göttlichen Wort »Du sollst«. Nur er konnte durch eine Offenbarung der göttlichen Gebote und durch strikten Gehorsam ihnen gegenüber die Menschen vor ewiger Verdammnis retten und von der Ursünde befreien. Diese Doktrin ist für alle großen religiösen Systeme grundlegend.

Wer immer, gleich in welcher hierarchischen Stellung und in welchem Gewand, als Nachfolger des Hohenpriesters oder der Propheten auftritt, ob bei Juden, Moslems oder Christen, muß die gläubigen wie die ungläubigen Menschen vor der ewigen Verdammnis, diesem in Dantes *Göttlicher Komödie* eindrucksvoll geschilderten Horrorbild, retten, muß als Seelsorger sich für das Seelenheil der ihm Anvertrauten einsetzen, muß aufzeigen, wo das Gute und wo das Böse gelegen ist.

Hierzu dienten seit Jahrhunderten die Verlautbarungen und Auslegungen der Glaubenssätze in Wort und Schrift, zu denen sich unweigerlich Angst erweckende Strafen und Androhungen gesellten. Sie waren allerdings nicht so sehr darauf ausgerichtet, die von der Religion Abtrünnigen in die Religionsgemeinschaft zurückzuführen, sondern dienten vordringlich der dinglichen und spirituellen Aufrechterhaltung der Mitgliedschaft wie der Ausscheidung und/oder Vernichtung häretischer Kräfte. Indes, was einst zum Beispiel Verfluchungen, Exkommunikation oder bei den Juden der Große Bann bewirken konnten, hat als verlustreiche Androhung offensichtlich ihren Angstcharakter verloren. Wenn ich es richtig sehe, hat hierzu ein fortschreitender Säkularisierungsprozeß geführt, die Verweltlichung, die Loslösung aus den religiösen Dogmen. Ist es doch noch nicht allzulange her, daß die christliche wie die jüdische Religion, die eine durch die Institution der Kirche, die andere durch die der Synagoge, Autorität und Kontrolle über Erziehung, soziale Wohlfahrt, Erholung, gesetzliche Angelegenheiten, Eheschließung oder Scheidung beanspruchte und erhielt, alles unter Berufung auf des Menschen Beziehung zu Gott. Doch diese Autorität wurde allmählich beschnitten, so daß heutzutage weltliche Vertretungen bei den meisten der früher zum Bereich der religiösen Institutionen gehörenden Funktionen vorherrschen.

Damit ist ein beachtlicher Teil der den Religionen zugeschriebenen Lebenssinnvermittlung und Lebensorientierung verlorengegangen. Es klaffen Widersprüche auf zwischen den religiösen Lehren und der Wirklichkeit bis hinein in jene Jenseitsvorsorge, die den Tod als das Tor zum ewigen Leben preist. Dem konnte keine Religion, geschweige denn ihre Priesterschaft mit Gelassenheit zusehen. Denn dadurch war nicht nur ihre Macht, sondern auch die Ganzheit von Rationalem und Irrationalem erheblich angegriffen worden. Seit Bestehen der Weltreligionen wurde zur Restitution von Religion und Macht darauf bestanden, daß Religion primär das Empfinden der Abhängigkeit des Menschen von höheren unbekannten Mächten ist und daß der Mensch Mittel und Wege zu finden hat, diese Mächte günstig zu stimmen, um sich vor Nachteilen und Übeln zu schützen. Damit hat sich der Mensch von jeher schwergetan, obwohl ihm die Rituale der verschiedenen Religionen, also ihr äußerer, wahrnehmbarer Charakter, mehr als ein Mittel zur Verfügung gestellt haben. Woraus diese Rituale auch immer bestanden haben und bestehen, sie spielen sich im und um das Gotteshaus herum ab, verlangen nach Anwesenheit der Gläubigen und geistiger Erleuchtung durch die Priesterschaft.

Wenn aber nun, wie Statistiken zeigen, Kirchen und Synagogen (außer an den höchsten Feiertagen) nur noch mäßig besucht sind und damit die geistliche Führung nur wenigen zugute kommt, was tun? Insoweit Religion und Gläubigkeit als eine untrennbare Einheit angesehen werden, führen alle Religionen ihren Annahme- und Beteiligungsschwund kurzerhand auf Ungläubigkeit zurück. Erneut müssen sie sich wie vor Hunderten von Jahren missionarisch betätigen, wozu ab dem Eintritt in das Zeitalter der Moderne nicht mehr das Schießgewehr, sondern die Erweckung von vorstellbaren und unvorstellbaren Ängsten als das vortrefflichste Mittel eingesetzt wird. Es werden die Folgen des Sündigen in Verbindung mit dem Bösen angeprangert, aber nun nicht nur als Verlust des Seelenheils, sondern auch als Anhänglichkeit an das Teuflische, wenn nicht gar als Fall in die Fänge des Teufels.

Der Teufel, dieser gefallene Engel, der in ständigem Kampf mit Gott liegt und alle Menschen böse und unglücklich sehen möchte, wird »marktgerecht« wieder hergerichtet. Mit ihm wird das Angst erweckende Bild von der Hölle, als deren Herrscher er gilt, sowie der Höllenqualen wieder wachgerufen und nicht zuletzt die Furcht vor dem »Letzten Gericht« geschürt.

Ein anderer, ebenfalls mit Angstmacherei verbundener Weg ist der Entzug der Funktionen der Religion: von spiritueller Seite her die Stütze zur Überwindung der Unsicherheiten und Grenzsituationen des Lebens; von säkularritualer Seite her die Verweigerung von Kasualhandlungen wie Taufe, Konfirmation, Bar Mizwa, Trauung, Begräbnis etc. Es ist schwierig, im einzelnen zu ergründen und zu erkennen, in welchen Richtungen die *hinter* den Verweigerungen stehenden Angsterweckungen verlaufen, sie in die Formen rationaler Lebensweisen einzubauen, kurz gesagt, sie so zu materialisieren, daß sie nicht nur für den einzelnen greifbar werden, sondern ihn auch, wie es heißt, zur »Umkehr« führen. So bleibt denn nur, an Begrifflichkeiten zu denken, bei denen sich Ängste mit Bedrohung vereinen, als da sind: Verlust des Seelenheils, Ausschluß aus dem Gottesreich, Schwund des moralischen Selbstbewußtseins, Beeinträchtigung der Vorsehung, Zerstörung der religiösen Identität, Entfall der emotionalen Einordnung in die religiöse Gemeinschaft und andere Unheilsdimensionen.

Es liegt mir fern, eines der Mittel der Religionen, die Gläubigen in ihren Schoß zurückzuführen, nämlich die Erweckung von Ängsten, zu bemäkeln oder zu verwerfen. Schließlich ist es nicht erst von heute. Es kann nur darum gehen aufzuzeigen, wie auch über diesem Lebensbereich ebenso wie über den anderen, die wir uns vorgenommen haben, Angstmacherei wie eine düstere, vielfach undurchsichtige Wolke schwebt, die eine ersehnte heile Welt verdunkelt. Mehr noch: Ob die Erweckung von Ängsten zu Religion, Glauben, Kirche oder Synagoge zurückführt oder nicht, oder ob sie beim Einzelnen wie beim Kollektiv äußere und innere Konflikte im Spirituellen wie im Weltlichen hervorruft, die wie ein Bumerang auf die Religion selbst zurückschnellen kann. Das flaue Gefühl entsteht, in die Enge einer Situation gebracht zu werden, die das Leben bedroht und entweder nach einer Erneuerung der Religion und ihrer Erlebnisqualität verlangt oder bei dem Ruf »Gott ist gegen mich und alle« endet.

Dieser pathetische Ausruf, ob als Zweifel, als Klage, als Anklage oder als Bekenntnis, als Demut, Unterwerfung oder als Rebellion gedeutet, ist nicht frei von Bestimmungen, denen Angstgefühle unterliegen. Drohungen, Strafe, Hoffnungslosigkeit, Grauen und Furcht liegen ihm zugrunde, die allemal die *Überlebensbedingungen* des Menschen berühren. Sie durchdringen unser ganzes physisches und geistiges Sein, gehen mal gütig, mal schonungslos mit uns um, bringen uns Glück oder Unglück. Dabei legt sich der Mensch nur selten Rechenschaft darüber ab, daß das eine wie das andere von Ängsten überlagert ist – der Angst, das Glück könne vergehen, bzw. der Angst, das Unglück dauere an. Das hört sich alles so einfach an, zumal ich es ohne philosophischen Tiefgang über die Selbstbestimmung des Menschen niederschreibe. Aber so einfach sind die Dinge nicht, besonders wenn ich an die uns oft entgegenkommende Antwort auf die Frage: »Wie ist das gekommen, wie ist das geschehen?« denke, die meist ohne Bedenklichkeit lautet: »Weil Gott es so gewollt hat.« Damit wird Gott irgendwie auf vertrautem Fuße angesprochen, unbekümmert um andere Unfreiheiten des menschlichen Willens wie Schicksal, Fügung, Zufall und die Wechselfälle des Lebens. Selbst der Aufmüpfige, nenne er sich Ungläubiger, Agnostiker oder Skeptiker, jener, der sagt »Warum soll ich Gottes Willen tun«, kann, wenn es um die Überlebensbedingungen geht, nicht davon abkommen, höhere, nicht greifbare Mächte zumindest zu sichten, ihre Bedrohungen und Angsterweckungen zu empfinden, selbst falls er mit geschwellter Brust ausruft: »Warum soll ich nicht tun, was mir gefällt?«

Was ich hier anspreche, ist wahrlich eine verzwickte Situation, der sich große und kleine Geister seit Menschengedenken zugewandt haben, ohne diese harte Nuß, bei der (ohne blasphemisch zu sein) Gott bzw. einem höheren Wesen Angsterweckungen und Angstmacherei mit all ihren Folgen zuerdacht werden, gültig knacken zu können. Wenn ich mich schon an die Lebenswelt Religion heranwage, kann und darf ich mich als ein um Aufklärung bemühter Soziologe dieser Problematik nicht entziehen. Soll ich nun hingehen und wie ein Archivar alle die vielen Gedankengänge zu dieser Thematik über die Verlagerung von Ängsten in das himmlische Wesen auflisten und damit Irrungen und Wirrungen verstärken, oder wäre es nicht besser, zu heiligen Schriften zu greifen, in denen besagter »verzwickter Situation« Ausdruck verliehen wird?

Obwohl es jetzt schon einige Jahrzehnte zurückliegt, hat mich die Erinnerung an die Vertreibung aus meiner Geburtsstadt Köln durch die Nazibande nie losgelassen. Sie hat mich, den damaligen Justizreferendar, wie eine Hiobsbotschaft getroffen, hat mich, den gläubigen Juden, wie Hiob mit Gott hadern lassen und in jene verzwickte Situation gebracht, die uns das Buch Hiob schildert. Das hat mich bewogen, diese zu Anfang des 5. Jahrhunderts vor unserer Zeitrechnung entstandene zweiundvierzig Kapitel umfassende biblische Dichtung – eine Versuchungsgeschichte – von vorne bis hinten durchzulesen und in ihrer gesellschaftlichen Erheblichkeit mit Bezug auf die Verlagerung von Angsterweckungen in die göttliche Sphäre zu betrachten.

Wenn ich im folgenden diesbezüglich meine weder religionswissenschaftlichen noch theologischen, sondern soziologischen Beobachtungen vorlege, glaube ich dem Gläubigen wie dem Ungläubigen eine über das Religiöse hinausgehende Handhabung der einen jeden betreffenden Überlebensbedingungen mitsamt den Angsterwekkungen vermitteln zu können.

Vergegenwärtigen wir uns zunächst die Geschichte Hiobs in ihren Hauptlinien. Nach einem in Prosa verfaßten Prolog, der die den Hiob überkommenden Unglücke schildert, legt ein poetischer Hauptteil Hiobs Vorstellungen und die seiner Freunde über die Belohnung des Guten dar. Während seine Freunde die Ansicht vertreten, Leiden sei die Folge von Sünde, besteht Hiob dieserhalb auf seiner Unschuld. Indem er seine Ausführungen bis hin zur Klage über die in dieser Welt herrschende, Angst erweckende Ungerechtigkeit ausdehnt, kommt es zu einer wahren Revolte gegen Gott. Doch dann tritt Jahwe dazwischen. Er vergegenwärtigt seine Transzendenz und fordert zur Unterwerfung unter den Glauben auf. Durch den Eingang in die Alltagssprache von Sentenzen wie »Er ist arm wie Hiob« oder die Bezeichnung einer zänkischen Frau als »Hiobs Frau« oder die schlechte Nachricht als »Hiobsbotschaft« wird vielfach übersehen, daß – im Gegensatz zu den meisten der prophetischen Bücher – das Lehrbuch Hiob mit einem Happy-End ausgeht: Gott rechtfertigt Hiob gegenüber seinen Freunden und segnet ihn mehr denn zuvor mit weltlichen Gütern.

Unglück und Leid sind Teile des Lebens. Gewisse Übel sind unvermeidlich und liegen – wie Alter, physischer und geistiger Niedergang, Krankheit und Tod – außerhalb der Kontrolle der Menschen. Andere, wie beispielsweise Hungersnot, rühren von den Mächten der Natur her, und wieder andere, ich nenne nur Verbrechen und Krieg, sind vom Menschen selbst gemachte Schlechtigkeiten. Alle durchzieht ein Element der Angst, im gleichen Atem aber auch eine Aufforderung an die Findigkeit und das Gewissen des Menschen. Der Mensch lernt aus bitteren Erfahrungen wie aus Ängsten, will sagen: Jede Katastrophe kann eine Lehre sein, jedes Mißgeschick eine Herausforderung an die Zukunft, ja, in der Tat, in der Anordnung der Natur können Schmerz und Angst eine Segnung sein, denn sie warnen den Menschen vor Unordnung und bewahren ihn vor größeren Übeln.

Nehmen wir in diesem Zusammenhang die Stelle aus dem Buch Hiob, die davon spricht, daß Hiob »mit bösen Schwären von der Fußsohle an bis auf seinen Scheitel«, also mit Krankheit, geschlagen wurde – ein in seiner Bedeutung für den Leidenden schwer zu erklärendes Unglück. Und doch wissen wir, wie vielen Menschen das Krankenbett zu mehr Warmherzigkeit, zu einem besseren Charakter, ja sogar zu größerer Nähe zu Gott verholfen hat sowie zu einem von Ängsten freien inneren Sinn der Sicherheit, der inmitten der Nichtigkeiten und des materiellen Strebens des Lebens unzugänglich geworden war. Der Mensch beginnt, seine Taten zu zählen und zu prüfen, er sucht nach der Wesenheit des Lebens und entdeckt jene ewige Wahrheit – genannt Glaube. Das sinnige Buch Hiob weist hier auf ein Verhaltensmuster hin, dem die Idee zugrunde liegt, daß es im Leben als dauerndem Prüfstein keine Bürde ohne potentielle Wohltat gibt. In diesem Verhaltensmuster liegt eine gewisse Dialektik geborgen, die, äußerst primitiv formuliert, darauf hinausläuft zu sagen: Glück bringe Ungläubigkeit hervor, Unglück führe zu Gläubigkeit bzw. Ungläubigkeit bringe Unglück hervor und Gläubigkeit das Glück. Wir finden diese Haltung im Buch Hiob in Richtung einer Angst erweckenden Vergeltungslehre ausgedehnt, deren Grundsubstanz den Freunden Hiobs in den Mund gelegt wird, indem sie in mannigfachen Variationen endlos wiederholen: »Du, Hiob, leidest, und daher wissen wir, daß du ein Sünder bist«, was allerdings dem entgegensteht, was der Autor des Buches Hiob uns zu Anfang wissen läßt, nämlich, daß Leiden nicht immer Funktion oder notwendiges Zusammenbestehen mit Sünde ist.

Diese über die mystische Erfahrung mit Gott hinausgehende zwiespältige Argumentation wird unter dem Deckmantel der Strafe als Angstmacherei immer wieder vorgetragen, wenn vom Ungehorsam gegenüber Gott und dem Brechen religiöser Gesetze die Rede ist. Wenn unter Berufung auf Hiobs Leiden beispielsweise die Gruppe ultraorthodoxer Juden der Ansicht huldigt, der Hitlersche Genozid sei den Juden als eine Prüfung auferlegt worden, dann wird davon ausgegangen, daß Leiden Sündhaftigkeit voraussetzt – eine Vergeltungslehre, die durch Hiobs Tugendgröße erschüttert wird. Was also bleibt? Es bleibt der Gedanke, daß Leiden und Unglück nicht die Folge von Frevelhaftigkeit sind, sondern in Ängste eingebettete Warnzeichen für den Glücklichen, nicht durch Fülle in Sünde zu verfallen.

Mit den Worten des Zweifels: »Der Tag müsse verloren sein, darin ich geboren bin«, und denen der Lebensunlust: »Ist doch meine Kraft nicht steinern und mein Fleisch nicht ehern« fixiert sich Hiobs Lamento auf das Leben als einer entsetzlichen Last, auf das Leben als etwas Angst- und Schreckenerregendes. Damit befindet sich Hiob in der Nähe der *sozialen Verhaltenswirklichkeit,* der gleichen, mit der er seine Unschuld bekennt.

Stets mit den Worten »Habe ich dies oder das getan?« beginnend, werden im Kapitel 31 des Buches wie in einem Kodex von Verhaltensweisen vierzehn Elemente aus dem täglichen Leben angeführt. Mit einer Ausnahme, nämlich den Strophen 26, 27 und 28, in denen Hiob seine lebenslange Vermeidung heidnischer Bräuche durch die Anbetung des Lichts und des Mondes anführt, beziehen sie sich alle auf in der Thora an verschiedenen Stellen niedergelegte sozialethische, mit Ängsten vor Strafe umringte Anmahnungen und Vorschriften, als da sind: Enthaltung von Eitelkeit und Betrug; Ehebruch; die Rechte von Knecht und Magd; Hilfe für die Bedürftigen; Streben nach Gold und Gut; Überheblichkeit gegenüber dem Feinde; Gastfreundschaft und anderes mehr. Was hier vom Dichter durch den Mund des Patriarchen Hiob angesprochen wird, geht weit über eine Auffassung vom Buche Hiob hinaus, die sich darauf beschränkt zu sagen, es handele sich um eine Analyse der menschlichen Seele und ihrer sittlichen Konstitution. Gerade an dieser als Unschuldsbekenntnis angeführten Stelle mit ihrer Bezugnahme auf die biblischen Verbote – im Sinne von »Du sollst nicht« – und die biblischen Gebote – im Sinne von »Du sollst« – zeigt sich die Instrumentalität *sozialen Handelns,* des Tuns als auch des Unterlassens, im soziologischen Sinne.

Gleich zu Anfang von Kapitel 31 bei Hiobs Beteuerung seines unsträflichen Wandels vor Gott und den Menschen läßt der Verfasser des Buches den Geplagten ausrufen: »Was gäbe mir Gott sonst als Teil von oben und was für ein Erbe der Allmächtige von der Höhe?« Wird dieser Satz mit der Schöpfung des Menschen zusammengeführt, nämlich mit »Gott schuf den Menschen ihm zum Bilde«, läßt sich der Ansicht nicht entkommen, daß Gott einen Anteil an der Menschenseele hat. Ohne hiermit die Grenzen mystischen Denkens zu überschreiten, verleiht uns der Bibelausspruch ebenso wie Hiobs Ausruf die Möglichkeit, den Menschen als Individuum, als Person, aber auch als Symbol der Menschheit zu sehen. Tun wir dies, dann präsentiert sich das Buch Hiob mitsamt seiner Leidensgeschichte als eine symbolträchtige, bis in das Kollektiv »Menschheit« oder einschränkend bis in das Aggregat »jüdische Menschheit« hineinreichende Erzählung. Es werden damit zwei in der biblischen Welt stets vorherrschende, keineswegs gegensätzliche Elemente erfaßt: der Nachdruck auf das partikularistische Ethos und der Glaube an einen universalen Gott.

Wie im Vorhergehenden kommen wir immer wieder auf den Glauben zurück. Denn vorsichtig ausgedrückt gewährt er Beruhigung vor Angstmacherei in dem Bewußtsein, daß gerechte Vergeltung stattfinden wird und Schmerz und Ängste über unglückliche Lebenslagen beschwichtigt werden. Das gilt sowohl für die Person des Hiob als auch – symbolträchtig – für das Kollektiv, genannt »Menschheit«, bei Hiob für die »jüdische Menschheit«, obwohl wir wissen, daß das Buch Hiob als biblisches Werk allen Bibeltreuen zukommt. Dennoch bringe ich es in die unmittelbare soziale Nähe der Juden, da sie in den vielfältigen Situationen des Leidens in der Hiobgeschichte – bis hin in unsere Tage – eine Bestätigung für die Stärke des Glaubens als Lebens- und Überlebenskraft gefunden haben.

Hier wird man mir sagen, dies sei doch – immer bezogen auf das Schicksal Hiobs stellvertretend für das Schicksal des jüdischen Kollektivs oder, wenn man will, gar der Menschheit insgesamt – eine religiöse und nicht eine soziologische Argumentation. Darauf kann ich nur antworten, daß, so wie alle Religion Geschichte ist, auch alles sozialreligiöse Handeln ein sozialgeschichtliches ist. Inwiefern sozial, wird man fragen. Weil der Versuch, seinem Schicksal aufgrund von Leiden und aus lauter Angst zu entfliehen, oder sich den Verlockungen der Umwelt auszuliefern, oder sich mit falschen Göttern zu einigen, nicht nur bedeutete, einer Verpflichtung zu entsagen, sondern weit mehr, einer sittlichen und ethischen Weltordnung Trotz zu bieten, sie herauszufordern. Wenn Hiob in den dramatischen Dialogen mit seinen Gesprächspartnern angesichts seiner Leiden und Ängste Zweifel an einer gerechten Weltordnung zum Ausdruck bringt, stehen vor uns jene Zweifel und Ängste, die angesichts des Todes von Millionen von Juden durch die Hitlerbanden zu dem Ausruf führten: »Wie konnte der Herrgott dies nur zulassen?« – Zweifel und Ängste, die sich an eine von der Weltordnung abgeleitete, ihr unterliegende Gesellschaftsordnung richten.

Da der Verfasser des Buches Hiob dieses Rätsel auf der pragmatischen Basis ebensowenig lösen kann wie wir, die wir heute noch bei der Nennung »Holocaust« erzittern, andererseits aber auch bereit ist, eine Zweiteilung zwischen der Gerechtigkeit Gottes und der Peinigung durch die göttliche Macht anzuerkennen, läßt er die Gottheit aus einem Sturm Fragen auf Fragen an Hiob richten. Sie zeigen dem ängstlichen Zweifler die Wunder in der Natur, einmal um die göttliche Allmacht kundzutun, zum anderen um wissen zu lassen, daß in der von Ihm geschaffenen Welt nicht Ungerechtigkeit herrscht, sondern eine höhere Ordnung. Diese kann der Mensch aber nicht begreifen, was Hiob dazu führt, im letzten Kapitel des Buches auszurufen: »Darum spreche ich mich schuldig und tue Buße in Staub und Asche.« Die von dem Dichter der Gottheit in den Mund gelegten anschaulichen und schönen Worte über die Herrlichkeit des Universums erklären sich dem die Gesellschaftsordnung anvisierenden Soziologen als eine Analogie, die auf die normative Feststellung hinausläuft, daß so, wie Ordnung und Bedeutung in der *natürlichen* Welt vorherrschen, auch Ordnung und Bedeutung in der *sittlichen und ethischen,* die Gesellschaft leitenden Sphäre vorherrschen müssen.

Indes, ebensowenig wie der Mensch die Bedeutung der natürlichen Ordnung zu erfassen in der Lage ist, kann von ihm erwartet werden, daß er voll und ganz die sittliche und ethische Ordnung versteht. So wie er in der natürlichen Ordnung nur Schönheit und Harmonie wahrnimmt, nimmt er in der moralischen Ordnung nur Vernünftigkeit und Gerechtigkeit wahr. Ohne jedwede bibelexegetische Inanspruchnahme übertrage ich die im Buch Hiob angestellte Ordnungsdiskussion auf das soziologische Feld, indem ich sage: Wenn die natürliche Ordnung von sittlichem Verhalten durchdrungen ist, dann hat die sittliche Ordnung der Gesellschaft ihre Wurzeln in der natürlichen Welt. Wohlgemerkt, mit dieser Anmerkung beziehe ich mich nur auf die sittlichen und ethischen Einschärfungen im Buche Hiob, nicht auf einzelne darin enthaltene theologische Doktrinen.

Denn es kann nicht am Soziologen sein, sich in Diskussionen einzumischen, die aufgrund von Vermutungen oder Erforschungen über Herkunft, Übersetzung und Rezeption der Schrift Hiob zu unterschiedlichen Auslegungen kommen. Darüber werden die Religionswissenschaftler zu diskutieren haben. Sie werden darauf einzugehen haben, ob der Verfasser Hiob als Juden oder Nicht-Juden, wenn auch als einen frommen, sprechen läßt; ob Luther, auf dessen Übersetzung ich mich durchgehend beziehe, das hebräische Wort »goel« sinngemäß richtig mit »Erlöser« übersetzt hat oder ob es etwas gänzlich anderes bedeutet; ob der Dichter die Endkapitel über Hiobs Heilung und seine Versöhnung mit Gott nur angeführt hat, damit er nicht als Ketzer verschrien werde, und andere disputable Unklarheiten mehr. Wie gesagt, das ist nicht des Soziologen Sache. Ihm kann es nur darum gehen, gesellschaftliche Relevanzen aufzuzeigen, selbst wenn es dabei wie mir nur um die Aufdeckung von Angst erweckenden Tendenzen geht.

Sehen wir uns unter diesem Blickpunkt des frommen Hiobs Rebellion gegen Gott und die damit in Verbindung stehenden Angsterweckungen an, dann kommen wir tendenziellen Aussagen entgegen, die sagen, der Mensch verhalte sich besser als Gott, ja, der Mensch überhole seinen Gott. Ferner lesen wir im 9. Kapitel, Vers 22, in Hiobs Gegenrede den Satz: »Er bringt um beide, den Frommen und den Gottlosen.« Hiob klagt Jahwe also nicht nur als Angstmacher, sondern auch als Mörder an. Und nicht genug damit fordert er mit den im 31. Kapitel, Vers 35, niedergelegten Worten: »Siehe, meine Unterschrift – der Allmächtige antworte mir! – und siehe die Schrift, die mein Verkläger geschrieben!« den Herrn gar zur Rechenschaftslegung auf. Und dann noch die vielen Stellen der Verbitterung und der Empörung gegen Gott, von denen ich nur die Verse 18 und 19 aus Kapitel 16 zitieren will, wo es heißt: »Ach Erde, bedecke mein Blut nicht! Und mein Geschrei finde keine Ruhestätte!« – »Auch siehe da, mein Zeuge ist im Himmel; und der mich kennt, ist in der Höhe.«

Angesichts dieser und ähnlicher den Herrgott als Gegner oder Feind anprangernden Aussagen darf es uns nicht verwundern, wenn das Buch Hiob heute noch, vor allem von der Gruppe in Intoleranz vergrabener Gesetzesjuden, als gefährlich angesehen wird. Sie durchschauen nicht oder wollen nicht durchschauen, daß die Frömmigkeit des Judentums ausdrücklich eine strenge Bindung an echte Freiheit voraussetzt. In ihrer gleichermaßen religiös-frommen wie säkulär-selbstsüchtigen Verbohrtheit wollen sie nicht erkennen, daß im Buch Hiob ein Exempel für die Bedeutung der dem Judentum inhärenten religiösen Freiheit statuiert wird – einer Freiheit, die es erlaubt, direkt, das heißt öffentlich oder privat, im Gottesdienst oder im Hausgebet ohne Vermittler mit dem Herrgott zu sprechen, ja gar wie Hiob mit Gott und seinen Drohungen und Angsterweckungen zu hadern. Denn obwohl Hiob der Fromme nicht daran zweifelt, daß das Leben in Gott wurzelt, besteht er dennoch darauf, den sozialen Gehalt seiner Frömmigkeit bzw. seines religiösen Handelns und die sich daraus ergebenden sozialen Konzepte auf der Grundlage eines *freiheitlichen Denkens und Lebens* beizubehalten. Dieser das Buch Hiob durchziehende Hintergrund ist insofern von gesamtgesellschaftlicher Bedeutung, als er in seiner Tendenz Judaismus oder irgendeine der anderen Religionen nicht etwa als die Wurzel der freien Gesellschaft ansieht, sondern in die Entsprechung mit freiheitlichem Leben versetzt.

Der Wunsch wie das Verlangen nach freiheitlichem Denken und Leben, im gleichen Sinne geäußert wie die Angst vor der Bedrängung oder dem Verlust des freien Willens, durchzieht die ganze Geschichte religiöser Erneuerungsbewegungen, auch wenn sie sich unter der Fahne der Glaubensverkümmerung präsentieren. Auf diesem Nährboden sind unzählige *Sekten* bzw. Erneuerungsbewegungen entstanden, denen diese Bezeichnung zuerteilt wird. Gegen sie wird von seiten der Religionen und auch des Staates Sturm gelaufen, was bis dorthin geführt hat, daß sowohl die großen Religionen als auch der Staat »Sektenbeauftragte« ernannt haben, denen anheimgegeben ist, mit diesen oder jenen Mitteln das Sektenwesen zu beobachten und im Zaum zu halten – wohlgemerkt zum Schutz der Bevölkerung, auf daß sie nicht mit krankhaften Auswüchsen besudelt werde. Was den Sekten, vor allem den religiösen, als krankhaft zugeschrieben wird, beruht im Grunde genommen auf dem polaren Gegensatz zu der religiösen Organisation, die wir als die Kirche anzusprechen pflegen. Dies darf nicht außer acht gelassen werden, bevor das Sektenwesen in Bausch und Bogen verdammt wird. Auch ich mußte mir darüber erst im klaren werden, bevor ich mich diesem Lebensbereich mit Bezug auf mein Thema, die Angstmacherei als soziale Bewegung, zuwenden konnte. Ohne die einschlägigen Kapazitäten der Religionssoziologie zu bemühen, entstand daraus ein hoffentlich zugänglicher Grundriß.

Theologisch betrachtet ist die religiöse Sekte (auch wenn sie sich wie viele der amerikanischen Sekten

»Church« nennt) durch ein wenig entwickeltes Dogma und Ritual gekennzeichnet; psychologisch durch ihre höchst gefühlsmäßige Anziehungskraft; und soziologisch durch eine eher bekehrte als ererbte Mitgliedschaft sowie unter anderem durch eine unnachgiebige Haltung gegenüber der Welt. Im übrigen stehen Kirche und Sekte in zwei Hinsichten in dynamischer Beziehung zueinander. Denn auf Dauer kommen manchen Sekten langsam mehr und mehr Kennzeichen der Kirche zu, wodurch sie ihre sektenähnlichen Qualitäten verlieren. Geschieht dies, und die Sekte ähnelt mehr und mehr einer Kirche, dann bilden sich aus Protest abweichende Gruppen, die sich zu neuen Sekten zusammenschließen. Damit ist gesagt, daß, während sich die Kirche als der Typ der religiösen Organisation ansehen läßt, die sich der Welt anpaßt, die Sekte den Typ einer Protestgruppe ausmacht, die sowohl gegen die Anpassung der Kirche an die Welt protestiert als auch gegen die Welt selbst. Die Verweigerung der Sekte, mit weltlichen Werten und anderen religiösen Institutionen einen Ausgleich zu finden, bringt zum Ausdruck, daß wir es mit zwei Typen von Sekten zu schaffen haben, nämlich mit der militanten widerstreitenden Sekte, die in ihrem Antagonismus gegenüber der Welt aktiv ist, und der passiven Sekte, die der militanten Herausforderung den Rückzug vorzieht.

Was knapp umschrieben wurde, sind Typen von Sekten (die Soziologie spricht hier gerne von »Idealtypen«), was uns zum einen jedoch noch nicht sagt, wieso in Deutschland seit dem Ende des Zweiten Weltkrieges immer mehr Sekten entstanden sind, und zum anderen, woher es rührt, daß sie einen solch starken Zulauf erhalten haben, daß sie von Staat und Kirche zumindest als eine Gefahrenquelle für was auch immer angesehen werden. Hier scheint mir ein kurzer Blick in die Vergangenheit angebracht zu sein. Mit dem Ende des Zweiten Weltkrieges und dem Zusammenbruch des Hitlerregimes endete auch dessen glaubenstragende Weltanschauungsveränderung und -kontrolle. Der einäugige Wotan und die liebliche Freia mit ihren goldenen Äpfeln des Lebens wurden ebenso schnell ins Abseits gestellt wie der »Mythus des 20. Jahrhunderts« und die Illusion eines »Deutschen Christentums auf germanischer Basis«. Angesichts der Millionen von Toten und der Verwüstung des Landes wurde die Frage »Wo blieb Gott?« gar nicht erst gestellt: Ein Rückzug in die privaten Nischen, in die Innerlichkeit fand statt. Doch nicht lange sollte es dauern, und die Kirchenglocken begannen wieder zu läuten, um die Schäflein zum Gebet und Glaubensbekenntnis zu rufen. Bei vielen Menschen war dies vergebliche Liebesmühe. Sie erinnerten sich nur allzugut jener »Diener Gottes«, die sich selbst, ihren Glauben und ihre Kirche hatten »gleichschalten« lassen, die den Horror segneten, anstatt ihn zu verdammen oder sich gegen ihn aufzulehnen.

Ohne viele Umschweife zu machen und Geschichtlichkeit, Geistigkeit oder Kausalität in Anspruch zu nehmen – die Religionen hatten versagt. Das gilt gleichermaßen für Katholizismus, Protestantismus wie für das Judentum. Alle haben sie widerspruchslos das Leiden auf sich genommen, die einen sich freiwillig akkommodierend und mitwirkend, die anderen gezwungenermaßen und verzweifelt. Von Glaubenskraft war keine Rede mehr, geschweige denn vom persönlichen Erleben des Paradieses auf Erden. Nun ist es aber doch so, daß wir Menschen ohne jedweden Glauben, sei es der Aberglaube, der Glaube an das Nichts, an die Wiederauferstehung, an Gut und Böse, an Barmherzigkeit, an Wohlstand, an Ideologien und was sonst noch, so gut wie gänzlich unserer Lebensmotivationen beraubt wären. Und so ist es nicht verwunderlich, daß Menschen entweder von einem Glauben zum anderen übergehen oder sich auf die Suche nach einem Glauben begeben, den fremden Glauben bekämpfen, den eigenen werthalten und so weiter und so fort. Nur ganz ohne Glaube geht es nicht, ob man will oder nicht.

In diesem Zustand befand sich ein Großteil der deutschen Nachkriegsbevölkerung. Ihr Vertrauen in die Glaubensvermittlung durch die in Deutschland vorherrschenden Religionen Protestantismus und Katholizismus war durch deren Versagen gestört, und – ohne Glauben kein Leben – es begann die Suche nach dem, was gut- oder bösartig eine »Ersatzreligion« genannt wird. Alles mögliche bot sich da an, doch vorwiegend war es der Marxismus in gleich welchen Erscheinungsformen, der vor allem der jüngeren Generation glaubwürdig erschien. Für die meisten seiner Anhänger war er nicht mehr als eine Glaubens*vorstellung*. Denn wer hatte sich schon, außer den Anführern, in seine Theorien, seine Dogmen bzw. die zahllosen Schriften seiner Begründer und Fortführer vertieft? Ja, das *Kommunistische Manifest,* diese wenigen deklamatorischen Seiten aus dem Jahre 1888, war zur Not noch bekannt, wie ich zu Zeiten der APO-Revolte bei den Studenten immer wieder feststellen konnte – sonst aber auch gar nichts, nicht einmal die Herkunft des Begriffs »Entfremdung«, der wie eine Glaubensvorstellung in aller Munde war.

So viel der Ideenreichtum des Marxismus an Bedeutenswertem auch hervorgebracht hat – denn es wäre geradezu dümmlich, dies abzustreiten –, auf Dauer verlor er, was die Herstellung eines Paradieses auf Erden anging, seine Kraft als Glaubensvorstellung, krude gesagt, als Ersatzreligion. Wiederum mußte eine Lücke gefüllt werden, um nicht in den Abgrund der Ungläubigkeit zu fallen. Viele Mitglieder der zweiten Nachkriegsgeneration hatten sich bereits ihren eigenen Glauben zurechtgezimmert, hatten sich vom Substantiellen des Glaubens und der Religion entfernt und sind entweder bei für sie glaubwürdigeren Vorkehrungen eingekehrt oder schlossen sich mythischen und esoterischen Denkformen an. Anders die Jugendlichen. In ihrer Bewußtheit als Träger der Zukunft bedurften sie eines Glaubens, denn sie befanden sich, wie wir alle, als wir noch jung waren, in der Gemütsverfassung der Erwartung. So kam ihnen das Auftreten von Gemeinschaften, die sich religiös gaben und zudem von einem sicht- und greifbar sie vertrauensselig an die Hand nehmenden »Weisen« geleitet wurden, gerade recht. Scharenweise liefen Jugendliche zu den »Gurus«, womit ich nicht nur indische Lehrer und Führer meine, sondern auch jene, die von einer Gruppe als geistiger Führer anerkannt wurden, gleich, ob sie in den entferntesten Ecken der Welt lebten oder im nächsten Dorf. Beeindruckt von ihrem exotischen Gehabe und der einfachen Direktheit ihrer Worte saßen sie nun betend oder meditierend zu ihren Füßen und erhofften sich eine Lebensbewältigung ohne Last und Kummer.

Wenn auch statistisch nicht genau feststellbar, flaute der Zulauf zu diesen Gurus langsam wieder ab, wodurch erneut eine Glaubenslücke entstand. Und so ergriff manch einer, wiederum vor allem Jugendliche, die Hand, die ihm von seiten schon lange vor dem Auftreten der mehr oder weniger exotischen Gurus bestehenden Sekten gereicht wurde. Zwar standen auch diese – ich nenne nur Moon, Krishna, Scientology, Osho, Bhagwan – auf den Füßen von Heilsbotschaften, charismatischen Führerpersönlichkeiten und theoretischem Dogmatismus, doch waren sie in der Lage, weit mehr, will sagen Zusätzliches, zu diesen anzubetenden Glaubenssätzen anzubieten, nämlich strenge hierarchische Organisation, gegenwärtige und zukünftige materielle Existenzperspektiven und die Stillung des Bedürfnisses nach einer starken Hand, die nicht nur den rechten Weg weist, sondern überdies und vordringlich von eigener Verantwortung befreit.

Die Angst vor der Unfähigkeit, selbstbestimmt, ohne Glauben, Regeln und Rituale zu leben, treibt einen jeden unweigerlich in die Fänge der *Unterwerfung*, dieses alleroberste Prinzip aller Sekten. Es muß gepflegt und gehegt, vor allem aber durchgesetzt werden, wozu allerdings die Mittel primitiver Glaubensideologien oder politischer Anschauungskämpfe nicht ausreichen. Zwar bleibt der irrationale Überbau, denn Glaubensverkündung ohne eine irrationale Komponente ist aussichtslos, aber der Unterbau muß zu Zwecken der Unterwerfung zu disziplinierenden, aggressiven, Schmerz und Angst bereitenden Mitteln greifen. Von ihnen lesen wir tagaus, tagein, hören mit Erstaunen, was da alles an Formen psychischer und physischer Beeinflussung und an Strafen im »Kampf um die Seelen« eingesetzt wird. Sie sind im einzelnen hier nicht anzuführen, denn oft genug füllen sie seriöse und unseriöse Schlagzeilen. Nur eines sollte bei Sekten gleich welcher Art und Organisation deutlich erkannt werden, nämlich der Zusammenhang von Angsterweckungen, Unterwerfung und Freiheitsberaubung, insgesamt der Einsatz von Furcht und Angst bereitenden irrationalen und rationalen religiösen und säkularen Mitteln und Wegen zur Festigung totalitärer Endziele. Sind wir daran nicht schon einmal fast zugrunde gegangen?

13

Kunst

Daß die Kunst eine Lebenswelt vorstellt, ist im Gegensatz zu weit zurückliegenden Zeiten für unsere Gesellschaft eine allbekannte Gewißheit. Nicht umsonst wird sie mit allerlei Sinnsprüchen umgeben, die von »Die Zeit ist kurz, die Kunst lang« über »Die Kunst ist eine Tochter der Freiheit«, »In der Kunst ist Reden nichts, Tun alles« bis hin zu »Kunst ist zwar nicht das Brot, aber der Wein des Lebens« und »Heiter ist die Kunst, ernst das Leben« reichen. Es kann also dieser den Künstler, das Kunstwerk und die Gesellschaft gleichermaßen berührende Lebensbereich nicht übergangen werden, indem wir die Kunst bzw. einige Kunstgenres, so hehr sie auch sein mögen, in den Rahmen der Demystifizierung der gewiß nicht hehren machtlüsternen Angstmacherei stellen. Wie man sich denken kann, nähere ich mich auch diesem Bereich aus der Sicht des Soziologen und greife dabei auf Erfahrungen, Erkenntnisse und Untersuchungen zurück, die mir meine jahrzehntelange Beschäftigung als Vertreter einer empirischen Kunstsoziologie eingebracht haben. Wie immer gehe ich der Wahrheit nach, wohl wissend, daß Wahrheit angst macht.

Es ist ein Gemeinplatz zu sagen, es gehöre zu den Errungenschaften unseres Zeitalters, daß die Kunst sozusagen »in der Luft liege«, nur weil heutzutage im Gegensatz zu früheren Zeiten die Künste jedes Individuum in Kindheit, Reife und Alter berühre, an seinem Arbeitsplatz, im Heim, in seinem inneren und äußeren sozialen Leben. Läßt sich doch, was das den Soziologen vordringlich beschäftigende Soziale der Künste betrifft, schon in der Bibel darüber etwas nachlesen, und zwar bei den Ausführungen über das Bildverbot im 2. Buch Moses, 20,4, bei dem religiös-soziale Gründe für ein Kunst-Praxis-Verbot angeführt werden. Ja, seit den Zeiten der Antike wurden der Geist der Künste und des Menschen Fähigkeit, sich an bestimmten künstlerischen Erfahrungen zu erfreuen, immer wieder bedacht und dem Menschen als einem sozialen Wesen entgegengebracht.

Wenn ich also im folgenden die soziale Bewegung der Angstmacherei mit Bezug auf die Kunst an einigen Beispielen vorführe, komme ich nicht umhin, den Anteil des *Sozialen* in den Ideen, deren sich die Menschen zur Begründung und zur Nutzung der Künste bedienen, abzuwägen. Allerdings werde ich mich um der Sicherung des Sozialen willen bemühen müssen, den Denkweisen der Logiker, der Metaphysiker und der Wertbestimmer zu entgehen.

Ich wende mich als erstes einer der einflußreichsten

Kunstformen, der *Literatur*, zu. Allerdings, nicht wie man vermeinen könnte, um die Literatur historisch oder ästhetisch mit oder ohne Namensnennungen auf Angsterweckungen zu durchforsten, sondern um erkenntlich zu machen, wie sich die literarische Verklärung inmitten der ideologieträchtigen Turbulenzen unserer Tage unter Nutzung der sozialen Bewegung der Angstmacherei mit ihren Machtansprüchen gibt. Gibt sie sich experimentell, freiheitlich, revolutionär, oder sieht sie sich gegengewichtlich zur Alltagsexistenz als ein überwiegendes Bedürfnis des modernen Menschen, indem sie der mit Ideologien gespickten Fuchtel der Angsterweckungen unterliegt?

Ich gehe bei der Erörterung dieses unter die Überschrift »Ideologie der Literatur und Angstmacherei« gestellten Fragenkomplexes schrittweise vor und bringe als erstes – allein schon, um unnötigen Verwirrungen zu entgehen – eine Erläuterung des von mir genutzten Begriffs »Ideologie«.

Kein Zweifel kann darüber bestehen, daß jeder Gesellschaft und ihren künstlerischen Schöpfungen gewisse Geistesströmungen zugrunde liegen. Man mag diese als Ideen, Überzeugungen, Denkweisen, als Bewußtsein oder Weltanschauung bezeichnen. Letztendlich handelt es sich jedoch um Ideologien, ein Begriff, dem vielfach dann ein abwertender Akzent verliehen wird, wenn er als Gegensatz zu Realität, Objektivität und Wahrheit dienen soll. Was immer an Ideologien aus Gesellschaften hervorgegangen ist oder sie beherrscht, erweist sich als eine

Anordnung diverser Aspekte: als ein mehr oder weniger zusammenhängendes System von Ideen, ethischen und moralischen Prinzipien, Institutionen, religiösen Ritualen, mythischen oder philosophischen Ausführungen, Überlebensverfahren und nicht zuletzt – unseren Interessen naheliegend – von Macht- und Herrschaftsstrukturen und künstlerischen Äußerungen.

Als *System* gesehen dient Ideologie dazu, innerhalb eines Kollektivs – also einer Gesellschaft, eines Volkes, einer Nation, eines Staates – die Beziehungen zu bestimmen und zu ordnen, die die Individuen mit ihresgleichen, mit Fremden, mit der Natur, mit dem Imaginären, dem Symbolischen, den Göttern, mit Erwartungen, Leben und Tod unterhalten.

Als *Mittel* gesehen dient Ideologie dazu, eine Gesellschaft in ihren hervorstechenden Erfahrungswerten (darunter auch künstlerischen) sowie im Bild des täglichen Lebens (darunter auch Angsterweckungen) vorzuführen. Die Verbindung von System und Mittel enthüllt unter anderem die charakteristischen Achsen, um die sich Besonderheiten der Künste, hier die Literatur, bewegen und in ihrer fortschreitenden Entwicklung sowie in ihrem Einflußbereich erkennen lassen.

Ausgehend von unserem Interesse an den Menschen in ihrem literarischen Sein spreche ich zunächst von ihren diesbezüglichen *Bedürfnissen,* was mich in die Mitte der Fächerungen einer Popularisierung der Literatur versetzt. Von Angstrufen begleitet wird sie mit Vulgarisierung und Trivialisierung der Literatur gleichgesetzt, verkennend, daß es sich bei der Popularisierung der Literatur um sich in Bewegung befindende, gelenkte oder ungelenkte Ingangsetzungen handelt. Sie haben den Bedeutungsradius der Literatur erweitert, und zwar einerseits durch die Entwicklung des Buches vom kostbaren und vorzeigbaren Besitzgut zum erschwinglich zugänglichen Taschenbuch als Massenmedium, andererseits durch das sogenannte »Sachbuch«, ein Literaturgenre, das sein Entstehen einem Bedürfnisschub der modernen Gesellschaft verdankt.

Diese Entwicklung, gleichermaßen aufzeigbar in Musik, Malerei, Theater und Tanz, weist auf das Ideologiegebäude der Popularisierung als einer von der Gesellschaft – nicht vom Künstler – ausgehenden geistigen Hervorbringung hin, dem die aus Angsterweckungen hervorgerufenen Anmaßungen gelten. Eine Transfiguration der Wirklichkeit hat stattgefunden, was sich bei Ideologien gleich welcher Art zeigt, wenn sie sich vom Vergangenen ablösen, nämlich – mit Ängsten überzogen – abschätzend werden. Wandte sich die Angstmacherei vor noch nicht allzu langer Zeit gegen das, was sie als »Schundliteratur« oder »Groschenroman« einstufte, um von dort aus das Vergehen der Literatur zu prophezeien, faßt sie jetzt all dieses unter dem thematischen Namen »Trivialliteratur« zusammen, mit der sie sich jedoch – im Gegensatz zu den früheren ungelenken und pedantischen Anklagen – nunmehr »wissenschaftlich« auseinandersetzt. Zwar verbleibt auch unter der wissenschaftlichen Voraussetzung die Ächtung der Trivialliteratur das

Hauptanliegen, doch kommt man nicht umhin zu erkennen, daß schon allein die argumentative Beschäftigung mit der Trivialliteratur und anderen Trivialgütern im Sinne der von mir angesprochenen Transfiguration der Wirklichkeit in breitem Ausmaß Verhalten, Moral und Sitten eines beträchtlichen Anteils der Gesellschaft reflektiert. Damit eröffnete sich eine neue, mit Unkenrufen durchzogene Angriffsfläche, indem dargetan wird, daß die diversen Aspekte populärkünstlerischer Gegebenheiten einem geistigen und künstlerischen Spiegel gleichen, in dem sich unsere Gesellschaft selbst sieht – ein verfänglicher Weg der Angstmacherei.

Um nicht zu dick aufzutragen bzw. sich nicht als Verräter an Kultur und Kunst bloßzustellen, wurde von seiten der sich um das geistige und künstlerische Leben unserer Gesellschaft bemühenden Mahner und Warner zu einer theoretischen und praktischen Einkreisung und Abgrenzung des Populärkünstlerischen vorgeschritten. Während sich die von Angsterweckungen begleitete »Einkreisung« im erzieherischen Bereich abspielt – beispielsweise durch Animation, Erwachsenenbildung, literarische Erziehung, Medienpädagogik, Jugendschutz etc. –, vollzieht sich die »Abgrenzung« im Felde des diskursiven Nachsinnens, indem erneut auf die Suche nach einer Antwort auf die wahrlich uralte Frage »Was ist Literatur?« gegangen wird. Es galt also, in die Tiefen der begrifflichen Werte vorzudringen. Indes nicht nur in diejenigen, die als Leitlinien für die Freiheit der Künste und das damit zusammenhängende Phänomen der Populärliteratur bzw. der Populärkultur insgesamt dienen, sondern überdies und vordringlich in ein Ideologiengeflecht, wie es das Literaturerlebnis – dieses Ergebnis der Interaktion zwischen Künstler, Kunstwerk und Publikum – berührt, über dem letzten Endes die Angsterweckungen schweben.

Auch wenn ich von einem Ideologiengeflecht spreche und dieses unter Einbeziehung von Angst erweckenden Elementen auf das Literaturerlebnis projiziere, ist nicht beabsichtigt, mit dem Begriff »Ideologie« auf platteste Weise Schindluder zu treiben. Ich würde mir selbst ins Gesicht schlagen, würde ich, wie es leider nur allzuoft geschieht, mit je nach Verwertung oder Rückbeziehung auf inhaltsvolle oder inhaltsleere, auf aufwertende oder abwertende Zuordnungen wie Kapitalismus, Liberalismus, Marxismus, Nationalismus, Sozialismus, Faschismus etc. argumentieren. Eher scheint es mir angebracht zu sein, das Kunstgebäude Literatur – ob als Phantasie, Nachahmung, Zuflucht, Funktion, Protest, Erziehung oder Ersatz – schon allein angesichts seiner unumstrittenen Internationalität unter dem Blickwinkel der in der Welt vorherrschenden politischen und somit auch kultur- bzw. kunstpolitischen Ideologiesysteme zu sehen. Dabei möchte ich deutlich vermerken, daß mit und durch »System« das Gesamt von wechselseitig angepaßten Modellen, Mustern oder Typen verstanden werden soll, das dazu bestimmt ist, das Verhalten von Mitgliedern der Gesellschaft zu orientieren und zu bestimmen. Es umfaßt alle Elemente einer Kultur, die sich auf sozial gebilligte

Verhaltensweisen – darunter die zu demystifizierende Angstmacherei – bezieht.

Auf unser Thema »Literatur« bezogen und ohne uns in Schattierungen zu verlieren, kennen wir an gewichtigen, Kultur und Geist beeinflussenden und handhabenden Systemen, in groben Zügen dargetan, die folgenden:

1. *Das autoritäre System.* Die Literatur wird als Teil der gesamten Maschinerie angesehen, mit der eine Minorität eine Gesellschaft beherrscht und regiert. Sie verkettet Ideen, Anempfehlungen und Geisteshaltungen; Alternativen sind ausgeschlossen. Indirekte Kontrolle, zum Beispiel durch Beängstigung, wird durch Zensur, Verwaltungs- und Verbotseinrichtungen und Strafandrohungen verstärkt. Charakteristisch für dieses System ist Sicherung, Aufrechterhaltung sowie Verbreitung einer sich auf Minoritätenherrschaft gründenden sozialkulturellen Ordnung.

2. *Das paternalistische System.* Als ein »autoritäres System mit Gewissen« werden der Literatur Wertgehalte und Ziele einverleibt, von denen eine Minorität annimmt, daß sie der Entwicklung der Majorität dienlich seien. Der Einsatz von direkter und indirekter Kontrolle wird damit begründet, daß Individuen und Gruppen in ihrem eigenen sowie im öffentlichen Interesse des Schutzes gegenüber gewissen Literaturen bedürfen, die für sie schädlich sein könnten.

3. *Das liberale System.* Bei dem auch als sozialer Rechtsstaat oder Demokratie angesprochenen System steht die Literatur unter dem Schutz der freiheitlichen

Grundordnung. Ihren Herstellern steht das ungehinderte Recht der Vermittlung und ihren Konsumenten das ungehinderte Recht des Empfangs zu, darin inbegriffen Teilnahme, Diskussion und öffentliche Kritik mit den dazugehörenden Elementen von Beängstigung. Eine direkte Kontrolle über den Zutritt zur Literatur findet im Prinzip ebensowenig statt wie eine solche über bevorzugte Behandlung in Fragen der Verteilung.

So skizzenhaft diese Aufzeichnung zentraler ideologischer Systeme auch ist, dürfte sie immerhin verdeutlichen, daß, gleich, ob sich die Literatur hier oder dort wesensgleichem, identischem oder ähnlichem innerem Gehalt zuwendet, eine bestimmte Geistesart zum Ausdruck gebracht wird, die in jedem einzelnen Fall untrennbar mit einem spezifischen, durch das System bedingten und geleiteten Persönlichkeits- und Kulturtypus verbunden ist.

Ich kann nicht sagen, daß mich diese kurz angebundene Feststellung sonderlich zufriedenstellt, um in die Nähe meines Ziels, die im Ideologiengefüge enthaltene Angstmacherei mit Bezug auf Literatur bloßzustellen, zu gelangen. Ich muß sie erhärten, was nach reiflicher Überlegung wohl am besten dadurch geschehen kann, daß ich einen Blick auf die Ansatzpunkte der in der Literatur verarbeiteten Themen – also nicht auf die Vielfalt der Themen selbst – werfe, wie sie nicht erst seit dem Zweiten Weltkrieg das künstlerische Schaffen der westlichen Welt immer wieder aufs neue bewegt haben.

Da wäre als erstes das *Zeitengagement* zu nennen,

das von der Darstellung nackter Tatsachen über psychologische und psychotherapeutische Analysen bis hin zu skeptischem Rationalismus verläuft, um je nach den ideologischen Wurzeln bei Selbstbeleuchtung, Ich-Kult, Pathetik oder Kraftmeierei zu enden. Das nächste Themengemisch beinhaltet *Gesellschaftskritik,* die assoziierend die Summe sozialer Handlungen des einzelnen in Beziehung zu Kosmos, Umwelt, Bewußtsein, Gewesenem und Erhofftem setzt. Mal überschreitet sie symbolisch die Grenzen der Wirklichkeit, mal verliert sie sich in Psychologismen – doch immer predigt sie das Heil des Individuums und des Kollektivs durch unverminderte Hingabe an ein ideologisches System. Ferner kommen wir, nach wie vor global zusammengefügt und umschrieben, der *Daseinsanalyse* entgegen. Der Mensch der Gegenwart wird auf seine Lebensbeziehungen und Lebenshaltungen durchleuchtet, wird dem Universum der Künste sozusagen einverleibt, um meist, jedoch nicht immer, bei düsterem Pessimismus eines gemarterten Individualismus oder frischfröhlichem Optimismus einer ideologisch verklärten Naturbeseelung zu enden. Hieran anschließend ist die Thematik des *Visionsgeschehens* anzuführen, bei dem die Linie vom Aktivistischen, Revolutionären, Pazifistischen, Sozialistischen, Faschistischen, Marxistischen, Anthroposophischen bis zum ideologiegetragenen Beschwörenden reicht.

In all diesen angeführten belangreichen Ansatzpunkten zeigt sich die Unabdingbarkeit von Einfluß und Auswirkung einzelner Entwicklungsphasen von Ideologiegebilden. Sie liegen wie eine Rauchschwade auf dem inneren Gehalt, dem äußeren Stil, der Absicht und den Aufgaben der Literaturerscheinungen. Demzufolge ist festzuhalten, daß sich die uns in der Literatur entgegenkommenden Sujets, ob nun sinnlicher, übersinnlicher, idealisierter, sichtbarer oder unsichtbarer Natur oder aus einem Gemisch aus all diesem bestehend, nicht aus sich heraus, unabhängig vom Ideologiesystem der Gesellschaft, das sie hervorgebracht hat, entwickelt und verändert haben.

Ich gebe zu, daß ich trotz aller beabsichtigten Nüchternheit den Denkgegenstand »Ideologien« recht idealistisch dargetan und ihre Einflußsphären wie ihre Folgen – darunter Angsterweckungen und Angstmacherei – recht farblos in Schwarzweiß-Umrissen gezeichnet habe. Insbesondere was den mir am nächsten liegenden liberalen Denkrahmen betrifft, bin ich vom Problemdenken ins Systemdenken gefallen. Sachzwänge, Ethik, Wertbefunde, Wesensbestimmungen wurden ebenso außer acht gelassen wie Daseinsgestaltung, Vorlieben, Zukunftsblick und auch was schlechthin als »liberaler Geist« benannt wird, der der sozialen Bewegung der Angstmacherei gegenübersteht.

In der Tat, bei einer Betrachtung des Standes des literarischen Schaffens in Deutschland ist es unumgänglich, geradeheraus die Frage nach der aktuellen Situation dieses »liberalen Geistes« aufzuwerfen, dessen sich alle diejenigen ebenso unüberlegt wie arrogant brüsten, die da behaupten, das westlich oder östlich der ideologischen Mauer gelegene Deutschland habe in der von ihm ausgeübten und gehandhabten Literatur eine *nationale Identität* gefunden. Ist dem wirklich so, oder ist hier von Ängsten getriebenes Wunschdenken am Werk? Wie sieht es aus mit dem vom linken wie vom rechten Spektrum vielfach angesprochenen und beteuerten »Bekenntnis zur eigenen deutschen Nation und Kultur«, das seit Mitte des 19. Jahrhunderts zum Schlachtruf der vom Angst erweckenden Widerwillen gegen Liberalismus und Demokratie getragenen und bisher von mir noch nicht beim Namen genannten Naziideologie geworden war? Wurde sie, die als autoritäre, totalitäre oder faschistische Ideologie vorgeführt wird, einfach ad acta gelegt oder ihr gewaltsamer, mit Ängsten angefüllter Einfluß als ein längst vorübergegangenes Trauma im kulturellen Unterbewußtsein eingemottet? Keineswegs. Jahraus, jahrein wird das deutsche Geistesleben (und nicht nur dieses) mit einem angsterfüllten »Blick zurück« konfrontiert, der mit seiner Gegenüberstellung von liberalen und nazistisch totalitären Positionen Philosophie, Politologie, Soziologie, Psychologie, Historik ebenso durchzieht wie das künstlerische Geschehen, in welcher Form es sich auch präsentiert.

Allerdings, nachdem oberflächliche ebenso wie tiefgründige politische und ideologische Analysen, Zustandsbeschreibungen, Anklagen und Verteidigungen das Gute vom Bösen getrennt hatten und dabei mit angsterfülltem Grauen erkennen mußten, daß hier nicht einzelne Gruppen am Werke gewesen waren, verlagerte sich das problematische Gefälle. Unter der Kennzeichnung »Aufarbeitung der Vergangenheit« wird Jahrzehnte nach ihrem Verschwinden die Ideologie des »Dritten Reiches« im deutschen Kultur- und Geistesleben nicht nur als wesentliche Standortbestimmung der zeitgenössischen Geschichte aufgefangen, sondern auch für Abertausende von Menschen, darunter eine Menge Autoren, als eine mit Ängsten überzogene, nicht anzugleichende und unverdaubare Realität. Diese, ich möchte fast sagen kurzweilige, historisierende Verlagerung der hier angesprochenen Kategorien mitsamt ihren ins Gedächtnis eingegrabenen Standbildern, ihren Emotionen und den Strukturen ihrer Wahnvorstellungen ist eine von den Künsten, vordringlich von der Literatur durchmusterte. »Vergangenheitsaufarbeitung« mutet in ihren Folgen geradezu töricht an, wäre sie nicht von Angstmacherei überlagert.

Mit wenigen Ausnahmen hat das Aufarbeitungsringen in Schrift oder Bild, in Buch, Fernsehen, Zeitung, Film oder Lehrmeinungen bisher in thematischen Vorstellungen gemündet, die die Problematik in fiktiver oder faktischer Form entweder durch Mystisches oder durch eine Entzifferung übernatürlicher Kräfte zu klären suchen; oder durch die Zurückführung des Phänomens Hitler auf die Minimalstruktur eines falschen Messias, der glaubte, die Schöpfung vergehen machen zu können; oder durch die Anwendung rationaler, in Verfassung und Gesetz verankerter Normen und Werte; oder durch den Elan des Zeitgeistes, durch einen neuen Weltgeist, der mehr der

Wirklichkeit angepaßt ist als die Träume von einem tausendjährigen Reich.

Einmal ganz abgesehen von der Tatsache, daß sich nur eine Gegenwart »aufarbeiten« läßt, nie aber eine im Kollektivgedächtnis verfestigte, von Ängsten durchzogene Vergangenheit, ist einzuräumen, daß in einer solchen Rückschau eine Suche gelegen ist, die zukunftsträchtig danach strebt, die nur einige Dezennien zurückliegende deutsche Vergangenheit auf erträgliche, der Angstmacherei ferne Dimensionen zurückzuführen, sie in das Raster moralisch geachteter Verhaltensweisen einzufügen, in den Ablauf einer Geschichte ohne Geheimnisse, kurz in eine Welt, die auf durch Übereinstimmung hervorgebrachten humanen Grundlinien beruht.

Damit bin ich zu einem schon einmal kurz angesprochenen entscheidenden Punkt in der Verflechtung von Angst erweckendem ideologischem Machtstreben und Kunst bzw. dem Kunstgenre Literatur zurückgekehrt: der in unseren Tagen von seiten der Produzenten als auch von der der Konsumenten erneut aufgerollten Frage »Was ist Kunst?«, »Was ist Literatur?« Ich sage »entscheidend«, weil in dieser Fragestellung nicht nur das hinlänglich ausdiskutierte literaturphilosophische Theorem über den »Sinn« der Literatur enthalten ist; nicht nur der bestimmende Topos »Funktion der Literatur«; nicht nur Anforderungen mit Bezug auf »Geschmack«, »Anerkennung«, »Dienlichkeit«, »Akzeptanz« und andere soziale Handlungen – sondern vor allem auch Existenz, Leben und Dynamik eines sich an der Kunst des sich »Kulturnation« nennenden Deutschland emporstrebenden *Künstlertums* enthalten ist, diesem unentbehrlichen Teil des Geisteslebens eines Landes.

Sicher, besagtes Künstlertum erfreut sich, von einer liberalen Ideologie geschützt, behütet und geleitet, derzeit einer ästhetischen Freiheit, die ihresgleichen seit Jahrhunderten nicht gekannt hat. Es kann sich in seinen Kreationen ungehindert geben, kann auf jeder gestischen Laute spielen, kann weder von Gesetz noch von Tabus gehindert werden, kann Nacktheit auf der Bühne zum Prinzip erheben, in der Musik vom Zufall Abhängiges rationalen Zwängen einzuverleiben suchen, stummes Dahinsitzen auf gleißendem Schweinefett als bildliches Zeichen der Vergänglichkeit inszenieren und das Literaturgeschehen zum Widersinnigen oder zum *épater le bourgeois* führen – alles, wenn man es so sehen will, durchaus gewichtige Antworten auf die Frage »Was ist Kunst?«.

Und dennoch, irgend etwas scheint zu fehlen, wenn wir uns bei diesen und anderen durch die Wechselwirkung von künstlerischer Freiheit und liberaler Ideologie gestatteten Folgen nicht der Erkenntnis verschließen, daß damit das Individuum durch das Ereignis überholt worden ist. Es gesteht dem Künstler darstellend, musikalisch oder literarisch seine Verwirrung vor dem Unendlichen des Möglichen ein; denn was ihn einstens beschützte, nämlich der Panzer der Kultur, ist durchlöchert. Nun, da es ihm in mühsamer geistiger Kleinarbeit gelungen ist, sich von einer Vergangenheit zu befreien, deren

Ideologie ihn mit ihren brutalen Untaten das Fürchten gelehrt hat, um nunmehr ungehindert und ungelähmt seiner Erneuerungsaufgabe nachgehen zu können, durchbohrt ein neuer Schreck den Harnisch der Kultur – nämlich Angst, und mit ihr die sich um ihrer Machtansprüche willen ihrer bedienende Angstmacherei. Die Angst in all ihren Formen, Inhalten und Äußerungen, Angst als Unbehagen, Beklemmung, Qual und Pein, Angst als Unlust, Trübsal, Besorgnis, Gram und Verzweiflung, kurz, Angst und Angstmacherei als Ideologie der Verzweiflung und Hoffnungslosigkeit, sie ist es, die Kunst, Künstler, Kultur, Geist und somit auch Literatur in unserem Land – noch einmal ein humanes Desaster befürchtend – in jene Leere, Wesenlosigkeit und Unbestimmtheit zu treiben scheint, die unweigerlich beim altherkömmlichen Irrationalen des deutschen Provinzialismus enden muß.

Um diesen Gang in die dumpfe Höhle des Kulturverlustes zu verhindern, bedarf es mehr als nur Anrufung und Verteidigung der künstlerischen Freiheit der Künste; mehr als nur der so oft in der Geschichte Deutschlands niederträchtig mit Füßen getretenen ideologischen Redefigur, die sagt, daß die Freiheit der Kunst unabdingbar zur Freiheit einer Demokratie gehört. Es bedarf gemeinsamer Anstrengungen zur Gestaltung eines sozialen und kulturellen Hintergrundes, der durch eine *Ideologie der Toleranz* bestimmt wird, nicht durch eine Ideologie der Machtgewinnung durch Angst- und Furchtverbreitung.

Wir verbleiben noch eine Weile bei der Literatur, denn es entspräche nicht der aufklärerischen Sorgfalt, würde ich es versäumen aufzuzeigen, wie es darum bestellt ist, wenn die Literatur bzw. dieses oder jenes Literaturgenre zu Recht oder zu Unrecht mit der sozialen Bewegung der Angstmacherei belegt wird. Laufen im Grunde genommen doch alle Warnungen, Anklagen, Verdammungen, Bedenken und Verbote darauf hinaus, diesem oder jenem Literaturgenre Wirkungen zuzuschreiben, die nicht nur für Kinder, Jugendliche oder Erwachsene schädlich sind, sondern überdies – weitaus bedenklicher – gemeingefährlich sind, zu Verbrechen, Unzucht, Geisteskrankheiten, Gewalttätigkeiten und anderen Verruchtheiten führen. Mit Meinungsumfragen, Feld- und Repräsentativuntersuchungen schießt man sich auf die Wirkungen vermeintlich schädlicher Literaturprodukte ein und übergeht dabei, gewissermaßen vorsorglich, das spezifische Literaturgenre auf seine innere Struktur, auf die Gegebenheiten, auf denen es aufbaut, hin zu durchleuchten, diejenigen, die womöglich der Schädlichkeit zugrunde liegen.

Sehen wir uns daraufhin als Beispiel jenes Literaturgenre an, das, unter Kategorien wie »Trivialroman«, »Trivialliteratur« oder »Konsumliteratur« eingereiht, als Horror- oder Vampirroman in Buch- oder Heftchenform derzeit auf dem Markt angeboten wird. Im allgemeinen wird dieses Genre unter kulturkritischen oder literaturgeschichtlichen Aspekten abgehandelt, und dabei wird mit Regelmäßigkeit auf Passagen aus Werken von Edgar Allan Poe (1809–1849) oder auf Eugène Sues *Les Mystères de Paris* (1842/43) hingewiesen. Alle diese Schriften und

Analysen verbleiben letzten Endes im literaturwissenschaftlichen und/oder im semiotischen Bereich und berühren, wenn überhaupt, nur nebenbei die *soziale Wichtigkeit* des Genres. Gerade diese ist aber für uns ausschlaggebend, wenn wir den kritisch dreinblickenden, sich nur auf die Wirkungen der Horror- oder Vampirgeschichten kaprizierenden Angstmachern nachgehen wollen. So umständlich es auch sein mag, um das Genre aus dem Sozialen heraus zu erfassen und damit berechtigte wie unberechtigte, von außen auf dieses Literaturgenre zukommende Angstmacherei in ihrem Kernpunkt zu erfassen, ist es notwendig, zunächst von der Gegenwart in die Vergangenheit zurückzublicken. Gilt es doch zu erkennen, ob nicht dort bereits ein soziales Phänomen bestand, das sich als beständig und tradiert erwiesen hat und geeignet ist, eine Gegebenheit wie das uns interessierende Genre zu erfassen.

Alle Geschichten der Horrorliteratur beziehen sich letzten Endes auf einen »bösen Geist«, indem den Gestalten Züge verliehen werden, die einer Auffassung von Dämonie entspricht, bei der das Moment des Bösen überwiegt. Das war jedoch nicht immer so. Im Altertum, beispielsweise bei den sich an Dämonen inspirierenden persischen, mesopotamischen und griechischen Kulturreligionen, wurde zwischen guten und bösen Dämonen unterschieden. Denn was einen Gott, eine Göttin oder eine Gottheit bezeichnete, wurde zu einem Geist als Teil des Göttlichen im Menschen. Zwar kannten bereits die germanischen Völker die Dämonin Hulda, von der der Name

»Hölle« abgeleitet sein soll, und auch im Judentum treibt ein böser weiblicher Dämon mit Namen Lilith, angeblich das von Eva vertriebene erste Weib Adams, sein Unwesen als Bedrohung des Lebens von Neugeborenen. Doch erst im Christentum treten Dämonen ausschließlich als böse Mächte auf, als gefallene Engel, die ins ewige Feuer der Hölle verdammt sind. Ihr Chef ist der Engel Luzifer, der seit seinem Fall den Namen Satan oder Teufel trägt. Übertragen ins Neue Testament ist dort davon die Rede, daß der Mensch von Dämonen verführt wird oder besessen ist, und Christus, indem er sie austreibt, ihren Anführer, den Teufel, bekämpft (Lk 10,18; Mt 12,28).

Ohne weitere Belege für eine Dämonenkonzeption anzuführen, bei der das Böse vorherrscht, kehre ich in die Gegenwart zurück. Ist doch dieser Vorstellungsinhalt bis in unsere Alltagssprache eingedrungen, wenn von der »Dämonie der Macht«, vom »Dämon des Neids«, vom »Dämon des Alkohols«, vom »Dämon der Angst« gesprochen wird oder Phrasen wie »vom Dämon besessen«, »den inneren Dämon bekämpfen« oder »dieses Weib ist ein Dämon« an der Tagesordnung sind. Ohne mich tiefer in das Gebiet der Dämonologie zu begeben, bleibt festzuhalten, daß das Dämonische tradierten Verhaltensmustern entspringt, die, einst auf manifeste physische Aktionen des Dämons bezogen, im Laufe der Entwicklung des rationalen Denkens zur Verinnerlichung neigen: Der Mensch wird von übersinnlichen und übermächtigen Kräften angetrieben, die ihm über andere Menschen Macht verleihen.

Um das Bild zu vervollständigen, ist noch ein kurzer Blick vom Erreger des Dämonischen in den Horror- und Vampirromanen auf deren Empfänger zu werfen, womit wir das Gebiet der *Phobien* betreten. Umschrieben als eine irrationale, beharrliche Angst und Furcht vor Objekten oder Orten, vor Situationen oder Namen, spielen diese Gegebenheiten in dem zur Behandlung stehenden Literaturgenre als Elemente zur Erregung von Horror und Gruseln eine bedeutsame Rolle, gleich, ob sie als Furcht vor Wasser und Trinken, als Angst vor Licht, Gebäuden, Kellern oder Tieren oder als Xenophobien auftreten. Von der Psychologie und der Psychoanalyse als Zwangseffekte beschrieben und unter Bezeichnungen wie Agoraphobie, Klaustrophobie, Zoophobie oder Gephyrophobie eingeordnet, wird damit auf Zustände krankhafter Angst hingewiesen, deren psychischen Ursprüngen bei Behandlungen nachzugehen ist. Belassen wir es diesbezüglich bei dem Wissen, daß Phobien gleich welcher Art Zustände von Angst hervorrufen können, jene Zustände, die von den Produzenten des vorliegenden Genres als »Gruseln«, »Grauen«, »Schauern«, »Schocken«, als »unheimlich« oder als »Schrecken« apostrophiert und propagiert werden.

Die Haltung der Angstmachereibewegung gegenüber dem Horrorgenre und ihr Ruf, derlei Druckwerke als schädlich herauszustellen, zu verdammen und notfalls zu verbieten, beruhen im Prinzip auf einer Auffassung von Dämonie als einer ideologischen Verseuchung, die im Rahmen der soziokulturellen Entwicklung zu einem festen sozialen sowie kulturellen Bestandteil unserer Gesellschaft geworden ist. Es wird in den Fehler verfallen, den »Glauben« an böse Geister als Atheismus abzutun und diesen dann als »sozialethische Gefährdung« anzusehen. Weitergehend wird Dämonie einem wie immer gearteten Weltbild entgegengestellt, nur weil sie nicht derjenigen Weise des menschlichen Denkens entspricht, die – als Rationalismus bezeichnet – der tätigen Vernunft und dem logischen Verstand entspringt. Indes, werden wie durch die Angstmacherei Dämonie und das Dämonische als tradierte soziokulturelle Phänomene einfach der christlichen Glaubenslehre und/oder einem rationalen Weltbild gegenübergestellt, weil diese derzeit in unserer Gesellschaft vorherrschend sind, dann wird nicht nur Gedankenfreiheit untergraben, sondern überdies in jene Zeiten zurückverfallen, in denen schon der Bericht über eine Traumerscheinung, eine zotige Äußerung oder ein garstiger Mundgeruch zur Verbrennung auf dem Scheiterhaufen führte.

Während ein Teil der Angst erweckenden Analytiker von Horror- und Vampirliteratur gegen die darin enthaltene Dämonie bzw. das Dämonische angeht, befaßt sich ein anderer Teil mit der Darstellung der Dämonie bzw. des Dämonischen in der besagten Literatur. Dieser Vorgang ist allein schon um der Billigkeit willen aus unserer Sicht nachzuvollziehen, womit sich als erstes die Frage nach der Struktur des zur Behandlung stehenden Literaturgenres erhebt. Als eifrigem Leser von Kriminalromanen ist mir aufgefallen, daß die besagten Schriften im

Aufbau im allgemeinen dem Krimi ähneln. Denn als Grundelemente finden wir das Verbrechen, den Heroen (nicht unbedingt der Detektiv), die Ermittlung, die Lösung und die Spannung.

Verlegt in die Welt der Dämonen als böse Geister, lies: Verbrecher, werden wie beim Kriminalroman Momente der Neugierde und Spannung aufrechterhalten, und zwar durch widersprüchliche, dauernd angekündigte, dann verworfene Erklärungen. Wie beim Kriminalroman wird mit der Zeit gespielt, nur der Raum, in dem die Geschichte sich abspielt, wird im Horrorroman (übrigens ebenso wie in der Science-fiction-Literatur) doppelbödig. Denn während das Genre Kriminalroman selbst in Situationen höchster Unwahrscheinlichkeit versucht, den Boden der gelebten Wirklichkeit nicht zu verlassen, bewegt sich das der Dämonie verpflichtete Genre zu gleicher Zeit im Irdischen wie im Überirdischen. Auf diese Weise wird ein besonderer, zum Verbrechen neigender und fähiger Raum erschaffen, der als solcher vorderhand nicht der Spannung, sondern dem Hervorrufen von Horror, Grusel, Gewalt, Schrecken etc. dient.

Insoweit sich die kritischen Argumente der Angstmacher gegen den Raum bzw. die Doppelbödigkeit des Genres in all seiner Unwahrscheinlichkeit richten, liegen sie falsch. Denn sie können in keiner Weise als sittlich, sozial oder kulturell gefährdend angesehen werden. Wohl aber gewisse Aktionen, die aus dem Raum der realen Welt in den einer Überwelt übertragen werden. Das heißt, wenn sich in Horror- und Vampirromanen Stellen finden, die im Sinne strafgesetzlicher Umschreibungen unsittlich oder verrohend sind, zu Gewalttätigkeit, Verbrechen oder Rassenhaß anreizen, erst dann kann sich Angstmacherei in Bewegung setzen, und zwar indem sie die sittliche Verrohung als Wirkungsfaktor nach vorne bringt.

Was verhindert werden soll, ist das Zustandekommen von Identifikations- und Imitationsprozessen durch die Lektüre dieser Schriften, folgerichtig gesagt, daß die Lektüre von mit verrohenden Elementen angefüllten Schriften instrumental wirkt. Es handelt sich hier um den gleichen Zusammenhang, wie wir ihn bereits bei der Behandlung von Gewaltdarstellungen im Fernsehen angetroffen haben, wo Gefährdung in erster Linie dort gesehen wird, wo sich das Instrumentale als Aktion zur Nachahmung empfiehlt. Aber kann von seiten der Angstmacherei mit dieser Argumentation auch gegen die Horror- und Vampirromane angegangen werden? Erhebt sich doch nach einem Augenblick der Überlegung die Frage, ob sich die in den Gruselromanen von den Dämonen mit dem ihnen zur Verfügung stehenden überirdischen Instrumentarium durchgeführten Greueltaten in der irdischen Wirklichkeit des Lebens von Kindern, Jugendlichen oder Erwachsenen imitieren lassen, das heißt zu einer gegenwärtigen Aktion führen können. Diese Frage muß verneint werden. Denn das in dem vorliegenden Genre zur Wirkung kommende »überirdische« Instrumentarium – menschenfressende Riesenfrösche, Hände, die ihren Besitzer selbst erwürgen, achtköpfige Riesenspinnen oder bluttrinkende Monster – ist nun einmal die Ausgeburt des dämonisch Übersinnlichen, will sagen: realitätsfremd. Diese Gestalten und ihre Aktionsweisen können zu keiner wie immer gearteten Aktion von Kindern, Jugendlichen oder Erwachsenen führen, da sie in der Wirklichkeit des Lebens instrumental nicht zur Verfügung stehen. Angstmacherei ist in dieser Richtung vergeblich; sie unterminiert die Realität ihrer Legitimation als soziale Bewegung.

Ich wende mich jetzt der *Musik* zu, diesem umfassenden Lebensbereich, der mir als Verfechter einer empirisch ausgerichteten Musiksoziologie besonders am Herzen liegt. In manchen Ohren mag es höchst unwahrscheinlich klingen, eine solch holde Kunst wie die Musik mit Angsterweckungen und Angstmacherei in Verbindung zu bringen; doch auch sie bleibt hiervon nicht verschont und leidet gegebenenfalls darunter. Dies zu exemplifizieren, indem ich mich in das Milieu des Musiklebens begebe, soll meine Aufgabe sein.

Seit eh und je verbinden sich für uns mit der Musik alle möglichen Ideenassoziationen, die vom Wertvollen, Reinen, Erhabenen bis hin zum Göttlichen reichen. Die Dichter besingen sie als Seelenkraft des Lebens, die Philosophen ordnen ihrem inneren Wert eine angeborene und himmlische Gabe zu, die Maler glorifizieren sie über die Jahrhunderte hinweg in ihren Bildern, und den Religionskulten dient sie als Hintergrund zur Besinnung. Abgesehen von einigen Zynikern, die in der Musik das Feuerwasser der Verdammten sehen, wurde nie bestritten, daß die Reinheit der Töne, die Symmetrie der Formen, die Harmonie der Ordnungen und die Klarheit der Rhythmen ein Gewicht haben, welches den schöpferischen Künstler geradezu zwingt, vermittels der Zusammenführung dieser Elemente mit *Aufrichtigkeit* zu uns zu sprechen.

In der Tat ist nur die aus dem Inneren des Schaffensprozesses hervortretende Aufrichtigkeit in der Lage, die sozialen und kulturellen Mauern zu durchbrechen, die den künstlerischen Vorstellungsinhalt umgeben, und einen Zugang zum Hörer zu eröffnen. Einzig das aufrichtige Kunstwerk, genauer gesagt: nur das in aller Aufrichtigkeit geschaffene Werk – handle es sich um Musik, Literatur oder bildende Kunst – besitzt die Lebendigkeit, die Empfindungen des Künstlers zu vermitteln und, was noch wesentlicher ist, sie mitsamt dem Werk über die Zeiten hinweg zu erhalten. Damit will ich keineswegs sagen, daß die Dauerhaftigkeit eines Werkes ein Kriterium für seine innere Aufrichtigkeit ist, vielmehr, daß die Fähigkeit, das Wahre vom Falschen zu unterscheiden, das Originelle vom Imitierten, das Aufrichtige vom Unaufrichtigen, von sich aus dauerhaft und in gewisser Weise beständig ist. Darum spreche ich auch nicht von »Überzeugung« als Charakterisierung eines Musikwerkes; denn schließlich sind alle künstlerischen Werke aufgrund einer Überzeugung entstanden. Auch das Negative ist eine Überzeugung; Unaufrichtigkeit hingegen, ob als soziale, kulturelle oder moralische Anschauung, besitzt einen ablehnenden Sinn.

Wie sieht es nun mit der Aufrichtigkeit, diesem Lebenselixier der Musik und des Musiklebens, aus? Treten auch hier Angst erweckende Bewegungen in Erscheinung, die, wenn sie das Milieu der Musik auch nicht vernichten können, es doch erschüttern und in seiner Entwicklung behindern?

Dem ist im Sinne meines Unterfangens, einer Demystifizierung der von mir als soziale Bewegung gekennzeichneten Angstmacherei, nachzugehen, was von des Soziologen Seite aus nicht mittels eines unbestimmt gehaltenen Besinnungsaufsatzes geschehen kann, sondern anhand von Beispielen, die der aktuellen Realität des Milieus des Musiklebens entnommen sind.

Populäre Musiken wurden schon immer verunglimpft und mit Angsterweckungen musikalischer, sozialer oder kultureller Art überzogen. Ich darf daran erinnern, daß beispielsweise Musikgattungen wie Blues, Jazz und Rock 'n' Roll bei ihrem Aufkommen von Schreckensrufen begleitet wurden, denen die Angst zugrunde lag, die jüngere Generation würde durch diese Musiken, ebenso übrigens durch Tanzweisen wie Samba, Jitterbug oder Rumba, korrumpiert und pervertiert. Musikalischer Niedergang, Verderbtheit der Sitten und moralische Entrüstung reichten sich die Hand. Doch dieser Donnerhall ist verpufft. Ein Teil dieser Musik- und Tanzgenres ist gesellschaftsfähig geworden, ein anderer aus der Mode gekommen. Inzwischen hat ein andersgeartetes Genre die populäre Musikbühne betreten: die Heavy-Metal- und die Rap-Musik. Bei beiden ist es die Kombination aus provozierender Darstellungsweise, Wildheit der Musik und auf Sex und Herausforderung von Autorität und Macht fixierten Texten, die einen mit Angsterweckungen verbundenen Aufschrei bei den sich um das Wohl der Jugendlichen und der Gesellschaft bekümmernden Gruppen hervorgerufen haben.

Für uns ist es weniger interessant zu debattieren, ob sich der auf Angstmacherei gründende Feldzug gegen die Qualität der Musik und Lyrik der beiden Genres richtet, ob sie gut oder schlecht sind, oder ob die Lautstärke und Schrillheit dieser Musiken den Gehörsinn ruinieren, sondern, unseren aufklärerischen Absichten folgend, an diesem von mir ausgewählten Beispiel ausfindig zu machen, welches die Bezüge, die Rahmen sind, in die die Angstmacherei im vorliegenden Fall eingespannt ist.

Ein erster aus dem angst machenden Gehabe hervorgehender Bezug ist der der Verderbnis und Entartung. Die Musik und die eindeutigen Texte – ob sie Selbstmord verherrlichen, antiautoritäres Verhalten, lästerliche Sexualakte oder gewaltsame Auflehnung – könnten eine negative Wirkung auf die meist jugendlichen Hörer haben, vor der zu warnen ist. Wohlverstanden, der Schleier der Angstmacherei wird hier über die Wirkungen auf die Hörer gelegt, nicht auf Wirkungen, die diese Hörer auf die gesamtgesellschaftlichen Zustände haben könnten. In engem Zusammenhang hiermit steht der Bezug des Schutzes und der Sorgfalt durch Eltern und Erzieher: Die Jugend muß vor den Ausschweifungen der Erwachsenenwelt bewahrt bleiben, wozu dann Vorschläge vorgelegt werden, wie zum Beispiel die Ächtung von Musik und Lyrik durch die Etikettierung »jugendgefährdend« oder durch Verbote.

Ein anderer Bezug der Angstmacherei richtet sein Augenmerk auf die Gefahren für die Gesellschaft. Denn, so heißt es, wenn Texte zum Beispiel Gewalt glorifizieren, dann sei dies eine Gefahr für die Gesellschaft. Um so mehr, da zu bedenken gälte, daß Heavy-Metal- und Rap-Musik eine »satanische« Linienführung durchziehe, die empfängliche Hörer zu Verwüstungen und Metzeleien führen könnte. Hier wird über die Texte hinausgehend ein Zusammenhang zwischen Musik und Verhalten hergestellt, der nicht unumstritten ist.

Bei einem weiteren hervorzuhebenden Bezug der Angstmacherei stehen Generationskluft und Autoritätsverlust im Vordergrund. Bei Eltern und Erziehern ebenso wie politischen Instanzen würden diese Musiken und Texte das Verständnis für die zu schützenden Jugendlichen untergraben, wodurch die von altersher bestehende Kluft zwischen den Generationen noch vergrößert und Autorität bedroht werde, weil zu Mitteln wie Zensur, Verbot, Kontrolle, kurz der Beschränkung der künstlerischen Freiheit und der Meinungsfreiheit gegriffen werden müsse.

Mit einem stufenweisen Eindringen in das Milieu des Musiklebens schalten wir zwar die von außen kommenden und die Musik belastenden Angsterweckungen nicht gänzlich aus, verlegen jedoch ihr Schwergewicht in die Mitte von Aktivitäten, deren Auswirkungen sich nach außen hin bemerkbar machen und dort Angstzustände hervorrufen. Meine Leitlinie bleibt auch hier der Mensch, diesmal in seinem musikalischen Sein, so wie er durch Angstmacherei angegangen, vielfach behindert, beeinträchtigt oder gar vernichtet wird. Mein Beispiel stelle ich unter die breitästige Überschrift: musikalische Haß- und Angstgesänge.

Schon seit Jahrhunderten wird bei Gelegenheit von Volksaufständen, Demonstrationen, Revolutionen oder Kriegen die sich ansonsten zahm verhaltende Musik herangezogen, um Übeln und Gewalttätigkeiten zur Seite zu stehen. Ein passender Text, unterlegt mit einer forsch beschwingten Musik, war schon immer – besonders, wenn er von Menschenmengen gemeinsam gebrüllt werden kann – imstande, Gefühle des Mutes, des Hasses und der Angst zu erwecken. Wenn das Verbrennen von Hexen, der Sturm auf Barrikaden, der Angriff gegen feindliche Formationen, das Zertrümmern von Fenstern Andersgläubiger, Brandstiftung in Asylantenheimen und ähnliche Aktivitäten des Blutvergießens und Zerstörens vom Absingen von Liedern begleitet werden, wird die eigentlich so humane Kunst zum Diener des Abscheulichen, sie wird erniedrigt. Dem stehen zwei Ansichten gegenüber: zum einen, daß die Musik ein fügsamer Diener sei, der heute liebevoll das Lob des Herrn zu singen wisse, um morgen haß- und angstvoll nach der Vernichtung des Nachbarn zu verlangen; zum anderen, daß es eigentlich nicht die Musik sei, die Haß und Angst verbreite, sondern die ihr unterlegten Texte, das heißt, daß sie nur eine sekundäre Rolle spiele. Man kann sogar so weit gehen zu sagen, diese sekundäre Rolle bestehe nur daraus, es den Menschen zu erleichtern, solch blutrünstige Worte wie »Siegreich wollen wir Frankreich schlagen« oder »An den Galgen mit den Juden« kollektiv erklingen zu lassen.

Die Frage ist strittig, vor allem wenn der rigorose Standpunkt vertreten wird, der Musik sei es nicht gegeben, überhaupt irgend etwas auszudrücken, sie besitze keine eingeborenen Ausdrucksmöglichkeiten. Zugegebenermaßen, dies bringt uns in einen gewissen Zwiespalt, denn an vielen dieser Art von Gesängen läßt sich aufzeigen, daß die Verve der Musik nicht in der Lage ist, einen Text in einer eindeutigen Richtung zu bestimmen. Als Beispiel führe ich die musikalisch so eindrucksvolle *Marseillaise* an. Von dem Dichter und Musiker Rouget de Lisle (1760–1836), einem freiheitsliebenden Offizier, verfaßt, hat diese Hymne den Franzosen über die Jahre hin abwechselnd als Lied des glorreichen Sieges oder der Angst erweckenden Rache, als Ruf zur Aktion oder als Gesang der Liebe oder des Hasses gedient. Wer den Text und seine Nuancen in der Originalsprache versteht, wird angesichts seiner Mehrdeutigkeit bald feststellen, daß es bei dieser Gruppe von musikalischen Gesängen das literarische Gefüge ist, auf dem das Schwergewicht ruht. Denn ebenso, wie die Möglichkeit besteht, auf die gleiche musikalische Unterlage zum siegreichen Schlag gegen Deutschland, England oder Spanien aufzurufen, kann mit der *Marseillaise* gegen Kaiser, Könige oder Staatspräsidenten marschiert werden oder für Kaiserreiche, Republiken oder Oligarchien und Diktaturen demonstriert werden.

Die von mir angeführten, über Musik und Texte gestalteten Haß- und Angstgesänge richten sich vordringlich nach außen, gegen die anderen, gegen eine Fremdgruppe. Es manifestieren sich hier Spannungen und Konflikte. Wie aber ist es um die Wir-Gruppe bestellt, die wir als die Musiker bezeichnen wollen? Von ihnen, die sich beruflich, nebenberuflich, kompositorisch, interpretativ oder wissenschaftlich mit Musik befassen, sollte man doch annehmen, daß sie angesichts der durch ihre Kunst auferlegten Verpflichtung zur Aufrichtigkeit weder von Haß noch von Angst berührt werden. Schwebt doch über ihnen, wie es so erdenfern heißt, der einheitliche menschenverbindende Geist der Musik, der im Dienste der Muse und im Dienste der sie umgebenden Gesellschaft steht. Aber ist dem wirklich so, bestehen nicht auch im Innern des Musiklebens Gruppenkonflikte, auf denen eine soziale und kulturelle Angstmacherei lastet? Hier haben wir uns einen Überblick zu verschaffen, denn auf dem Spiel steht die Frage, ob mit Haß und Angst durchzogene Angsterweckungen die Musik unaufrichtig machen oder nicht.

Als erstes sehen wir uns die Gruppe der *Komponisten* an. In der Musik hat es ebenso wie in den anderen Künsten von jeher Einzelgänger, Gruppen und so auch Gegnerschaften und Auseinandersetzungen gegeben. Eine jede Komponisten-Biographie weiß davon zu berichten. Es gründeten sich Anhänger- und Gegnerschaften, die, wie zum Beispiel in den bekannten Gegensätzen zwischen Wagner und Verdi oder Bruckner und Brahms, aus rein musikalischen, oft aber auch aus ideologischen Gründen die Werke des einen oder anderen mißachteten. Das ist alles nichts Neues. Neueren Datums hingegen ist, daß derlei Konflikte seit geraumer Zeit mit Mitteln von Injurien, Diffamierungen, öffentlichen Anklagen, mit Intrigen und selbst Handgreiflichkeiten ausgetragen werden, die so haßerfüllt sind, daß sie Ängste sowohl für die Werte der Musik als Kunstform als auch für die Kreativität der Komponisten und, nicht zu übersehen, für das Musikpublikum erwecken. Beispielhaft hierfür sind die von den Musikhistorikern registrierten Vorfälle bei Aufführungen von Werken des Zwölftonkomponisten Arnold Schönberg, bei denen seine Schüler und Anhänger den Meister mit Fäusten verteidigten; Skandale wie bei Konzerten mit Werken von Igor Strawinsky, bei denen nicht nur Geschrei und Pfiffe, sondern auch solch liebenswerte Beiworte wie »Schmutzfink«, »Blödmann« und »Stümper« durch den Saal dröhnten.

Wenn, wie sich beobachten läßt, diese Angst erweckenden Heftigkeiten stetig zugenommen haben, dann erscheint es mir angebracht, diesen den Komponisten bedrückenden und belastenden Gruppenkonflikten in ihrer Entwicklungslinie nachzugehen. Diese beginnt in den Lehranstalten, den Konservatorien und Musikhochschulen. Hat der Studierende erst einmal das Lehrprogramm durchlaufen, hat er sich Theorie, Harmonie, Kontrapunkt, ein Instrument und Kenntnis der Meister der Vergangenheit angeeignet, um sich anschließend dem Kompositionsstudium zu widmen, dann kommt er unter die Pflegschaft eines Kompositionslehrers, der in den meisten Fällen selbst Komponist ist und verständlicherweise einer bestimmten musikalischen Denkrichtung angehört. Von diesem Auserwählten kann nicht verlangt werden, Zurückhaltung an den Tag zu legen und seinen Schüler von seinem eigenen Kompositionsstil fernzuhalten.

Fragt sich, ob es auch zu seinen Vorrechten als Lehrer gehört, anders ausgerichtete Kompositionsweisen und -schulen zu mißbilligen, zu verachten oder gar mit Haß und Angsterweckungen zu überziehen. Gewiß nicht, wird man sagen, aber eben das geschieht. Auf die Dauer findet eine solch durchdringende Indoktrinierung statt, daß, wenn der Schüler seine ersten Schritte im freien Wettbewerb macht und seine Kompositionen einem Verlagshaus anbietet, die Entscheidung zur Annahme des Werkes weniger nach dem Maßstab gut, mittelmäßig oder dürftig fällt, sondern nach der musikalischen Gruppenzugehörigkeit.

Die Gruppenzugehörigkeit einmal etabliert, sagen wir, der junge Komponist hat sich aus gedanklichen und musiktechnischen Gründen der »seriellen« Kompositionsschule angeschlossen und ist als solcher entdeckt worden, beginnt das Spiel mit der noblesse oblige: Willst du verlegt und aufgeführt werden, so läßt man den aufstrebenden Neuling wissen, oder, wenn du einen Kompositionsauftrag erhalten möchtest, mußt du Militanz zeigen, mußt du die Musik anderer Kompositionsrichtungen verleugnen und anfeinden; laß hier und da ein Wort über die Unzulänglichkeit anderer Komponisten fallen und schreibe, wenn du kannst, Artikel und Aufsätze über die lamentable Rückständigkeit von Musiken deiner Generation. Damit ist ein letzter Schritt in die Mitte des mit Haß und Angstmacherei bestückten Gruppenkonflikts getan. Der Komponist ist nunmehr zu einem Intellektuellen im schlechtesten Sinne des Wortes geworden. Er beraubt das Kunstwerk, dessen Kreation die Existenz des Komponisten ausmacht, seines Sinnes, zumal in unserer Zeit schon lange keine Weltanschauungsmusik mehr gewünscht ist. Einfügsam gesagt, ist es das Verlangen an den Künstler, Werke für die Gesellschaft zu schaffen, unter denen sie sich etwas vorstellen kann, die sie zurückbehalten oder fallenlassen kann.

Die mit Haßbezeugungen und Angsterweckungen angefüllten, sich im Kreise der Komponistenzunft abspielenden, von konkurrierenden Musikverlagen und -zeitschriften, Feuilletonisten und Konzertdirektionen direkt oder indirekt unterstützten, eventuell auch geschürten Gruppenkonflikte rufen in verschiedenen Richtungen mißliche Ausstrahlungen hervor. Diese Konflikte führen dazu, den unausrottbaren Glanz der Musik, das Milieu der Musik und schließlich die Musik selbst in den Schmutz zu zerren. Werktätig gesehen legen sie ihre stachelige Hand auf die Programmgestaltung von Konzerten, indem selbst das lautstark als Meisterstück verkündete zeitgenössische Werk schüchtern zwischen dem

Publikum wohlbekannte Werke geklemmt wird. Ideologisch gesehen verliert der Komponist durch diese Machenschaften seine soziale und kulturelle Freiheit, seine Musik wird in Fesseln gelegt – sie wird unaufrichtig.

Gewiß steht es jedem Individuum ebenso wie jeder Gruppe frei, sich gegen ein anderes Individuum oder eine andere Gruppe zu erheben, indem jeder nur sein eigenes Glück und seine persönlichen Interessen oder die seiner Gruppe verfolgt. Doch bleibt zu überlegen, ob die unter dem Druck der Gruppe entstandene Unaufrichtigkeit der Musik nicht ein Zeichen der Zeit ist und damit letztlich zu Lasten der Gesellschaft geht. Wohlgemerkt, ich befasse mich hier weder mit dem Problem der Musik als »Illusion« noch mit dem der »gegängelten« Kunst, auch nicht mit der Frage nach dem Inhalt des Kunstwerkes. Soll doch jeder Künstler ausdrücken, was er will. Aber dem Ausdrucksmittel gegenüber hat er aufrichtig zu bleiben. Das aber kann er nicht, wenn er seine künstlerische Freiheit und damit sein Eigeninteresse durch ideologisch durchtränkte Haß- und Angstergüsse insofern in den Hintergrund drängt, als er sodann von vornherein nicht länger in eigener Sache spricht. Er verdammt, schimpft und wütet Angst erweckend auf Befehl von oben, der ihn und die künstlerische Freiheit insoweit betrifft, als er um seiner eigenen Existenz und seines Verhältnisses zur diktierten oder übernommenen Ideologie willen alles dasjenige anfeindet, was ihm im Grunde genommen reichlich gleichgültig sein kann, zu dem er sich jedoch haß- und angsterfüllt äußern muß, um nicht in den Verdacht einer für ihn möglicherweise abträglichen Ideologienfeindschaft zu geraten.

Vielen unter uns sind aus der nächsten Vergangenheit noch jene Haß- und Angsteinschärfungen bekannt, mit denen Komponisten ihre Freiheit und Integrität auf dem Altar des Nazismus niederlegten. Und wer sie nicht kennt, kann in den in so manchen Bibliotheken noch vorhandenen »braunen« Schriften und Musikzeitschriften die zahlreichen Aufsätze und Artikel nachlesen, in denen mit Angst erweckender Schärfe gegen alles Stellung genommen wurde, was auf Geheiß zu »abartiger« Musik erklärt worden war. Manch einem unter den Komponisten gelang es, das autoritäre Diktat durch die Flucht in das Musikwissenschaftliche zu umgehen. Doch das war ein schwieriges Unterfangen, weil gerade die Mehrzahl der an den Musikschulen und Universitäten tätigen Musikwissenschaftler am lautesten auf die mit Haß und Angst überzogene Pauke der Ideologie der Machthaber schlug. Nicht nur die Komponisten und Interpreten jüdischer Herkunft wurden mit Häme und Haß überzogen, sondern auch alles, was nach Fortschritt und Modernität roch. Galt es doch nachzuweisen und damit die kommende Generation einzuschüchtern, daß die Moderne dekadent, ja verderbt sei und von Einfallslosigkeit nur so strotze.

Stellen wir es klar: Bei den durch Haß und Angstmacherei aufgerüttelten Gruppenkonflikten unter den Komponisten wird nicht mit der Musik gekämpft und polemisiert, sondern à propos der Musik, was im Grunde genommen auf die gleiche niederträchtige Unaufrichtigkeit hinausläuft.

Bei meinem Vordringen in das Milieu der Musik und den sich dort abspielenden Angst erweckenden Gruppenkonflikten darf eines unserer kulturellen Erbgüter, nämlich die kritische Äußerung, nicht übergangen werden. Personifiziert in der *Musikkritik* gehört sie zur geistigen Ausrüstung des Milieus und dient als Mittler zwischen den Produzenten und den Konsumenten von Musiken. Ihrem Sinn und ihrer Praxis sind schon viele Erörterungen gewidmet worden: soll sie Vermittler oder Entdecker, Schiedsrichter oder Diskutant sein, steht es ihr zu, Theorien zu zergliedern und zu formulieren, Schwindel, Anmaßung und Eigendünkel zu enthüllen, Fakten zu finden oder nur persönliche Vorlieben zu unterstreichen? Eine Masse von heiklen Fragen, denen ich selbst einmal ausgesetzt war, als ich während meiner Emigrantenzeit in Australien versuchte, mir als untergeordneter Musikkritiker einen Nebenverdienst zu verschaffen. Verläßt man sich darauf, die aufgeworfenen Fragen durch einen Rückzug auf die Erhaltung eines hohen künstlerischen Standards zu beantworten oder durch die Pflicht, in das Innere des Geistes von Komponisten vorzudringen, um deren Unbewußtes dem Unbewußten der Hörer zu verdeutlichen, dann ist von vornherein das geistige Ebenmaß zwischen den Kritikergruppen und den zu kritisierenden Musiken und ihren Interpreten gefährdet.

So denn, vor allem, wenn es sich um zeitgenössische Musik handelt und das Ziel des Musikkritikers nicht ist, gemeinsam mit seiner Gruppe einem Akt der Wahrheitsfindung nachzugehen, bleibt er, um den Zug nicht zu verpassen, auf der Hut, um ja nicht auf das falsche Pferd zu setzen. Seine Ängste überdecken die Zusammenfügung von Feingefühl der kritischen Wahrnehmung und formaler Perfektion des Ausdrucks, und so bilden sich unterschiedliche Kritikergruppen heraus, die sich in etwa folgendermaßen charakterisieren lassen. Da haben wir als erstes die Gruppe der Vorsichtigen. Sie ziehen sich auf Banalitäten und Nebensächlichkeiten zurück, beziehen keine Position und verweisen auf das nicht vorhersehbare Urteil der Nachwelt. Dann haben wir die Gruppe der Geistreichen. Die meisten unter ihnen verstehen zwar wenig von Musik, führen aber eine brillante Feder. Sie verbergen ihre Unkenntnis hinter abträglichen Bonmots, leben von angelesenem Wissen aus Handbüchern und Nachschlagewerken und setzen dem Leser weder Fisch noch Fleisch vor. Die Gruppe der Mutigen weist sich durch Kenntnis und Informiertheit aus, nimmt kein Blatt vor den Mund und verfällt durch den Versuch, den Geist der Vergangenheit und der Gegenwart zu erfassen, in eine oft beängstigende Vorurteilshaftigkeit. Bleibt noch die Gruppe der Opportunisten zu erwähnen, die so häufig Genies entdecken und mit Lobhudeleien überschütten, daß sie nach einer Weile selbst nicht mehr wissen, wo sie hingehören.

Ich bin mir durchaus bewußt, daß ich mit meiner kaustisch gehaltenen Charakterisierung so mancher Kritikergruppe auf die Füße trete, denn es gibt ja auch noch diejenigen, die, über ihren Spezialistenjargon hinausgehend, sich ihre Werturteile nicht durch ideologische und kulturpolitische Abhängigkeiten diktieren lassen, sondern bereit sind, im freien Widerspiel der Meinungen den Akt der Wahrheitsfindung zu leisten. Sie bedürfen nicht des Mittels der aus den Gruppenkonflikten hervorgehenden bzw. in ihnen enthaltenen, sich auf die Produzenten wie auf die Konsumenten von Musiken auswirkenden Angstmacherei, da sie zwischen Parteilichkeit, politischem und ideologischem Dogma und der unverrückbaren Wahrheit zu unterscheiden wissen.

Von dem *Publikum* gesprochen: Werden die Konsumenten der Musik, wie beispielsweise in dem von mir vorgeführten Fall der zeitgenössischen Musik, von dem Verlust der Aufrichtigkeit, hervorgerufen durch den Angst erweckenden Gruppenkonflikt, überhaupt berührt? Schließlich kennen wir doch alle die Klagen über den reaktionären Traditionalismus und die geistige Trägheit des Musikpublikums; kennen den Vorwurf, Musikkritiken würden nur gelesen, um festzustellen, ob einem das Konzert gefallen habe oder nicht; wüßten nur allzugut, daß das Publikum nicht schöpferisch, sondern nur empfänglich sei, nicht agiere, sondern nur reagiere. Auch kennen wir einerseits die hochgemute Maxime Richard Wagners, dem jedes Publikum recht war, wenn es nur unverdorbene Sinne und menschlich fühlende Herzen mitbringe, andererseits das Verlangen, das Musikpublikum zu erziehen bzw. durch gewissenhafte Planung anzuleiten. Alles unverbindliche Plattheiten, denen die

Wirklichkeit des Musiklebens und seine es beeinflussende, aus dieser oder jener Richtung kommende Angstmacherei gegenüberstehen.

Zur Erläuterung nehme ich die alljährlich an Dutzenden von nahen, fernen, bekannten und unbekannten Orten stattfindenden Musikfestivals. Sie verdanken ihr finanzielles Dasein der Unterstützung von seiten des Staates, der Gemeinden, der Städte und der Werbung sowie touristischer Attraktionen. Wenn sie nicht wie beispielsweise Bayreuth den Werken eines einzigen Komponisten gewidmet sind, bedienen sich die künstlerischen Leiter der ihnen zur Verfügung gestellten Mittel, um zumindest hier und da in den Programmen ihren eigenen Geschmacksrichtungen Ausdruck zu verleihen. Bei Festveranstaltungen, Tagungen, Kongressen und Konzertzyklen, die sich mit der modernen und/oder zeitgenössischen Musik befassen, dominiert hingegen die Einseitigkeit: Während bei den einen nur Komponisten der einen Gruppe zu Wort kommen, ist es bei den anderen ausschließlich die Gruppe der anderen. Angeführt von einflußreichen Musikverlagen und Schallplattenfirmen werden auf diese Weise ganze Musikrichtungen abgesondert, und, mit schallender Publizität umgeben, bei Komponisten und Publikum drängende, von Ängsten umgebene Konflikte in Bewegung gesetzt.

Zu Recht wird man fragen, was mit den in einer Kunstform wie der Musik bestehenden, von Angstmacherei durchzogenen Gruppenkonflikten erreicht werden soll. Ist es die Ausschaltung von Konkurrenz, Verdeckung von Neid und Gehässigkeit, Gemeinschaftsschädigung oder Befriedigung von Kampfeslust? Mit solch groben Geschützen möchte ich nicht um mich werfen, zumal wir es doch mit der Musik als einer Wohltat für die Menschen zu tun haben. Um es auf einen menschenbezogenen Nenner zu bringen, möchte ich meinen, daß es sich bei diesen offenen oder verdeckten Verfahrensweisen um die Störung zwischenmenschlicher Beziehungen handelt, bei der es, ganz simpel gesagt, darum geht, den Komponisten mitsamt seiner Musik und seinem Publikum in die Zweitrangigkeit zu verlegen.

Hier ein Beispiel aus dem Musikleben, das meine These unterstützen soll. Im Jahre 1907 brachte der damals als fortschrittlich angesehene, heute weltbekannte Komponist Maurice Ravel einige Lieder, betitelt *Histoires naturelles,* heraus. In seiner Besprechung schrieb der dazumal einflußreiche Musikkritiker Pierre Lalo in der Zeitung *Le Temps* mit bedauerndem Unterton, man höre aus dem Werk dauernd »das genaue Echo der Musik Debussys« heraus. Diese Bemerkung entfachte eine heftige, teils giftig geführte Debatte, die alsbald zu einem offenen Konflikt, der »Affäre Ravel«, ausartete. Es wurde nämlich offensichtlich, daß der Kritiker versuchte, Ravel und dessen Anhänger gegenüber Debussy und seinen Adepten in die Zweitrangigkeit zu versetzen. Ob Lalos Kritik berechtigt oder unberechtigt war, soll uns nicht interessieren, zumal beide Komponisten schon längst als große Meister der modernen Musik anerkannt sind. Überdies gibt es noch mehr Beispiele aus der Musikgeschichte, an denen aufgezeigt werden kann, wie Gruppenformierung, Gruppenbewußtsein und Gruppenkonflikte durch Meinungsäußerungen hervorgerufen werden, denen die Angst erweckende Versetzung in die Zweitrangigkeit zugrunde liegt.

Darzustellen ist nur, daß eine Verlagerung in den Zustand der Zweitrangigkeit bittere Folgen hat, die daraus hervorgehen, daß die Weise, wie der Mensch von anderen Menschen gesehen wird, die Weise bestimmt, wie er sich selbst sieht. Und die Art, wie er sich selbst sieht, bestimmt wesentlich, wie er in Wirklichkeit ist, das heißt die Bildung dessen, was schlechthin als Persönlichkeit bezeichnet wird. Dementsprechend kommt der von einer Gruppe mit den Mitteln der Angstmacherei in die Beschaffenheit der Zweitrangigkeit versetzte Komponist nicht umhin, sich so zu sehen, wie ihn die anderen sehen, was trotz Selbstsicherheit und Charakterstärke unumgänglich dazu führen muß, seinen schöpferischen Geist zu zügeln oder seinen Anhängern und Verfolgern zu entfliehen. Auch was das Publikum angeht, ist dessen »Persönlichkeit« betroffen, und zwar insofern, als es Verständnislosigkeit mit Zweitrangigkeit in Verbindung bringt, seine geistigen Kräfte lieber dem Alten zuwendet, als das Neue zu stützen und anzunehmen.

Das Neue wie das Schwierige sind, wo und wie immer sie sich zeigen, im ersten Augenblick stets erschreckend, um so mehr, wenn sie mit einer Ideologie des Erfolgs umgeben und von ihr angetrieben sind. Das ist in der Musik nicht anders als in den anderen unserer kulturellen Erbgüter. Schließlich, wenn wir mit uns selbst ehrlich sind, orientieren sich unsere Vorstellungen, Gewohnheiten, Auffassungen und Einschätzungen der anderen wesentlich an Erfolg oder Mißerfolg. Dennoch ist es unredlich, um das mindeste zu sagen, sich der Mittel einer verdeckten oder offenen Angstmachereibewegung zu bedienen, weil hierdurch die Sache selbst, hier die Musik, angetastet wird, wenn nicht gar sich selbst zerstört. Es hat wenig Sinn, sich in eine Diskussion mit einem Boxer einzulassen, um ihn mit Hilfe des Verstandes zu überzeugen: Er wird uns nicht verstehen und sich weiter seiner Fäuste bedienen. Hélas, im Musikleben unserer Tage wird oft geboxt, und darum gilt es, auf Tiefschläge gefaßt zu sein. Gegen sie haben wir uns zu schützen – ordne man sie als Konkurrenz, Zerstörung, Verfolgung, Gruppenkonflikt oder Angstmacherei ein –, damit die Reinheit der Musik und des Musikerlebnisses gewahrt bleibt, damit ideologische Maßstäbe nicht die ästhetischen verdrängen.

14

Gesundheit, Süchte, Umwelt

Ich komme jetzt zur Lebenswelt Gesundheit. Gibt es doch keinen Menschen, für den nicht seine Stunde kommen könnte, und keine Sache, die nicht eintreten könnte. Wohl wissend, daß es ein bitterer Tropfen ist, Gesundheit bzw. Krankheit mit Angstmacherei in Verbindung zu bringen, fühle ich mich dennoch dazu verpflichtet, denn die beiden Begriffe erhellen und relativieren sich gegenseitig um so eher, je größer der Zusammenhang ist, in dem sie in Erscheinung treten.

Da gibt es eine Höflichkeitsfloskel, von der wir tagaus, tagein beim Treffen mit unseren Mitmenschen fast automatisch Gebrauch machen: die Frage »Wie geht es Ihnen?« Es ist eine Begrüßungsformel, auf die meist ebenso automatisch die Antwort »Danke, gut« folgt. Auf den Gesundheitszustand des oder der Angesprochenen bezogen, enthält sie eine Winzigkeit an Angsterweckung. Bringt sie doch in Erinnerung, daß die einen seit Wochen plagenden Rückenschmerzen trotz Pillen und Spritzen immer noch nicht vorüber sind. Zu antworten: »Mir geht es gar nicht gut, und was gedenken Sie dagegen zu tun?«, verbietet der Anstand und das Hervorrufen nichtssagenden Palavers, geheuchelter Mitleidsbezeugungen oder unerwünschter, die Angst vor dem Leiden bestärkender Ratschläge. Nicht unähnlich ist es mit dem freudigen Ausruf »Sie sehen großartig aus!«, worauf mein seliger Vater, angstvoll an seine Magenbeschwerden denkend, zu antworten pflegte: »Ja, außen alles bestens, innen alles verrottet.«

Alle diese und ähnliche Bezugnahmen auf den Gesundheitszustand des Gegenübers, wie zum Beispiel »Sie haben abgenommen oder zugenommen«, sind im Grunde genommen nicht mehr oder weniger als angedeutete und erlernte Interessenbezeugnisse, denen die Qualität einer sozialen Bewegung, der der Angstmacherei mitsamt ihrer Katastrophenideologie, entgeht. Ganz anders ist es darum bestellt, wenn sich der Staat einmischt, sei es als Förderer der Gesundheit des Volkes, als Verhüter von Krankheiten oder deren Heilung. Sind die Verantwortlichen sich doch vollauf der Tatsache bewußt, daß Gesundheit bei den Bürgern auf der Interessenskala weit vor Politik oder Sport liegt, daß sie heute ihr begehrtestes Gut ist, daß »Gesundheit für ein Deutschland«, wie der Titel einer programmatischen Schrift lautet, von trefflicher Gewichtigkeit ist. Nicht umsonst besitzen wir zahlreiche behördliche, mit beeindruckenden Namen versehene Stellen, die forschend, beratend, kontrollierend oder beaufsichtigend jedem physischen oder psychischen Wehwehchen nachgehen. Nicht umsonst aber kommt in Abständen auch eine »Gesundheitsreform« über uns, die, wenn geschickt eingefädelt, unter dem Motto »Reform des Gesundheitswesens« steht, wenn ungeschickt, unter dem Motto »Reform des Dienstes am kranken Kunden«.

Jetzt stehen wir mit beiden Füßen im verfänglichen Sumpfland der Angstmacherei. Zwar wird mir als Gesundem oder Krankem klar, daß im Sinne des Wortes »Reform« von Erneuerung, Verbesserung, möglicherweise auch Umgestaltung die Rede ist, aber sobald das Wort »Kürzungen« bzw. »Beschränkungen« in gleich welcher Hinsicht fällt, werde ich nachdenklich. Das muß nicht notwendigerweise zu garstigen Angstzuständen führen, aber erweckt immerhin das mulmige Gefühl, der Staat läßt mich als Gesunden oder Kranken sozusagen »in der Luft hängen«.

Und siehe da: Genau an diesem Punkt, ob aus medizinischen oder wirtschaftlichen Gründen, setzt die breitgelagerte Gruppe der Gegner einer Reform – vom Heilmittelhersteller und Heilmittelverkäufer über den Heiler, die Heilanstalten bis zum Gesundheitsfanatiker – mit den Mitteln der Angstmacherei ein. Gezielt lassen sie Schreckensbilder in die Öffentlichkeit gelangen: daß mir das so wohltuende Medikament entzogen werde, ich mit kaum geheilter Wunde aus dem Krankenhaus gescheucht werde, meine Zähne mangels Selbstbeteiligung an den Kosten vermodern werden; kurzum, daß ich überhaupt nicht mehr optimal behandelt werden könne. Herauszufinden, ob das nun stimmt oder nicht und ob an einer Pauschalberechnung (was immer das ist) für eine Blinddarmoperation mehr verdient wird als an einem Knochenbruch, ist nicht meine Sache. Ich will nur aufzeigen, welche angsterfüllten Konsequenzen sich sowohl für diejenigen ergeben, die sich nach dem Schlagwort »Gesünder leben hilft« richten, als auch für die große Anzahl der leidenden oder nicht leidenden Menschen mit begrenztem Einkommen. Selbst Hypochonder, die wie ich für jedes Seitenstechen sofort einen Spezialisten aufsuchen, werden sich dem Druck dieses über der Gesundheitsreform schwebenden, sich stetig verdichtenden Angstmacherei-Nebels nicht entziehen können.

Selbstverständlich, und zwar als Sprachrohr der öffentlichen Meinung, mischen sich die Medien in die Diskussion über die Reform ein. Hier bietet sich mal wieder ein gefundenes Fressen für die Verbreitung von Unheilsbotschaften, indes so, als bestünde die gesamte Bevölkerung in unserem Lande aus Schwer- und Leichterkrankten. Schon gut. Zu irgendeinem Zeitpunkt in seinem Leben hat ja jeder Mensch mal irgend etwas, und sei es nur ein Schnupfen. Die Angeber, die sagen, »ich bin in meinem Leben nie krank gewesen«, sind ungelenke Lügner, denn der Herrgott hat uns nicht aus Stein und Stahl gemacht. Sicherlich, es wird notfalls zwischen Männlein und Weiblein sowie zwischen jung und alt unterschieden, doch es liegt generell im Sinne der durch Angstmacherei zu erreichenden sozialen, kulturellen oder wirtschaftlichen Machtposition, Nachrichten informativer und unheilvoller Art zu verbreiten und Vorurteile zu züchten.

Auf diesem übersatten Boden gedeihen für die Print- wie die elektronischen Medien – immer was Gesundheit bzw. Krankheit angeht – all jene Schreckensnachrichten, die zwar den einen oder anderen betreffen mögen, aber in der Presse, im Radio oder Fernsehen so phrasiert dargestellt werden, als hinge unser aller Leben nur noch an einem seidenen Faden. Hunden und Katzen muß ich aus dem Weg gehen, geschweige denn, daß ich sie streichele, denn sie verbreiten Allergien; bevor ich das prunkvolle Gebäude meiner Bank betrete, muß ich mich versichern, daß hinter der Verkleidung kein Asbest oder gesundheitsschädliches Holzschutzmittel verwendet wurde; der Rinderwahnsinn und die Schweinepest zwingen mich zur Enthaltsamkeit bei diesen Fleischsorten und bei der köstlichen Leberwurst; tödlicher Hautkrebs bedroht mich, wenn ich mich zu lange der Sonne aussetze; wenn ich nicht genau hingesehen habe, werden mich Salmonellen im Frühstücksei garantiert ins Krankenhaus bringen und so auch der Sommersmog, die Strahlentherapie, das Ozonloch, die Klimaanlage, der unwiderstehliche Kuß auf den Mund, Sex auf diese oder jene Weise und natürlich meine Medikamente, wenn ich vor dem Einnehmen nicht die meist unverständliche Gebrauchsanweisung Wort für Wort studiert habe.

Nun glaube man nur ja nicht, ich mache mich lustig über die gewiß gut gemeinten Warnrufe in den Gesundheitsbeilagen und -sendungen. Vieles davon hat durchaus seine Berechtigung, auch wenn bei diesen abscheulichen Dingen hier und da Übertreibungen und Aufsehenerregung Feder, Wort und Bild geführt haben. So sehr ich mich auch an der Oberfläche der Lebenswelt Gesundheit bewege, es geht darum, der gleichen Aufklärung zu dienen, die auch die Verantwortlichen für das Gesundheitswesen und die Verbreiter der Gesundheitsinformationen auf ihren Schild geschrieben haben. Nur mit dem Unterschied, daß ich den Einsatz der machtbesessenen Angstmacherei zu verdeutlichen wünsche, durch die bei den Menschen Irrationalität die Oberhand gewinnt. Diesbezüglich ist über den Dritten im Bunde zu sprechen: die Ärzteschaft.

Von Zeit zu Zeit machen sich die Meinungsforscher auf den Weg, um sich bei Menschen mit hoher oder einfacher Bildung, mit hohem oder niederem Einkommen zu erkundigen, welcher Berufsgruppe nach ihrer Ansicht in unserer Gesellschaft der größte Respekt entgegenzubringen ist bzw. welchen Beruf sie am meisten schätzen. Nach den fein säuberlich in Prozentsätzen erfaßten Antworten wird sodann eine Rangliste erstellt, in der bei einer neueren Umfrage, ebenso wie viele Jahre vorher, der Arzt an erster Stelle steht, weit vor dem Geistlichen, dem Rechtsanwalt, dem Hochschulprofessor bis hinunter zum Politiker oder Buchhändler. Nicht, daß die »Götter in Weiß« angehimmelt werden und deswegen auf dem ersten Platz rangieren, sondern in ihnen werden prall mit heilkundigem Wissen ausgerüstete Menschen gesehen, die in der Mitte zwischen Schmerz und Wohlbefinden, Behinderung und Erleichterung und nicht zuletzt zwischen Leben und Tod stehen.

Kein Mensch geht gerne zum Arzt, gleich, ob er leicht oder schwer erkrankt ist, ob er Kassen- oder Privatpatient ist oder sich sein Leiden nur eingebildet hat. Denn einen Arzt aufzusuchen bedingt in erster Linie, sich willentlich oder unwillentlich einer *Autorität* zu unterwerfen, und zwar nicht etwa im Sinne des besonderen Könnens des Heilkundigen, sondern in der Voraussicht auf die möglichen Einschränkungen der Freiheit eigener Lebensweisen. Kurz gesagt: Willst du geheilt werden, dann hast du zu gehorchen. Schon allein die Legitimation durch den Staat, nach absolviertem Studium, Praktikum, Dissertation und anderen Voraussetzungen den Arztberuf mit dem Recht zur Niederlassung ausüben zu dürfen, birgt die Erhebung in den autoritären Bereich in sich, in dem es von jeher schwierig war, ihn mit Freiheit zu harmonisieren.

Das Autoritäre, das unbedingten Gehorsam Fordernde, auch ohne geradeaus diktatorisch zu sein, verlangt selbst in seiner mildesten Form – sagen wir der Arzt als Retter in der Not oder als Menschenfreund – nicht nur nach sichtbaren Zeichen, nach Symbolen und Milieugestaltung, sondern überdies nach Verhaltensmustern, die das Autoritäre zum Ausdruck bringen. Verbunden mit erwünschtem Gehorsam sind sie allesamt nur durchsetzbar, wenn hinter ihnen jener Machtdruck steht, der der Angstmacherei zu eigen ist. Ich behaupte in keiner Weise, der Arzt sei in die Gruppe der autoritären Persönlichkeiten einzureihen, noch daß er bewußt darauf abziele, in seinen Patienten Ängste zu erwecken, um Machtgelüste zu befriedigen, denn schließlich ist er ja kein Unmensch. Wohl aber bedarf er zur Durchführung und zum Gelingen der dem sittlichen Gehalt des Eides des Hippokrates verpflichteten Heilkunst des *Gehorsams,* dieser Gegebenheit, die, als »Respekt« angeführt, den Arzt bei der Bevölkerung an die Spitze der Berufsrangliste stellt. Obwohl jeder Arzt weiß, daß kein Mensch ihn freiwillig aufsuchen wird – und handle es sich nur um eine routinemäßige Generaluntersuchung, eine Vorsorge oder um die Reinigung der Zähne –, ist es um des Gehorsams willen notwendig, die jedem Arztbesuch anhaftenden Ängste um die lebensnotwendige Gesundheit von vornherein in einen Zustand der Ehrfurcht, der Ergebenheit, zumindest in den der Beklommenheit zu versetzen.

Ohne mich lang und breit in Ausführungen über eine Psychologie der Gesundheit zu ergehen, stelle ich mich der Wirklichkeit des Alltags, dem Situationären des Besuches beim Arzt, der sich über Effizienz, Praktikabilität und Strategie hinaus zu einem Zeremoniell, einer Umgangsform, quasi zu einem *profanen Ritual* verfestigt hat. Zwar gehe ich nicht so weit zu sagen, Rituale seien beängstigend, doch daß sie in der Nähe von Angsterweckungen liegen, nämlich sowohl erbauliche als auch einschüchternde Qualitäten besitzen, wird niemand bestreiten.

Wie sieht es denn aus mit diesen Ritualen, woraus bestehen sie? Der Not gehorchend, nicht dem eigenen

Trieb, betrete ich mit oder ohne vorhergehende Verabredung das Vorzimmer des Arztes, wo mich ein oder mehrere ältere oder jüngere weibliche Wesen ohne besonderes Frohlocken begrüßen. Meistens wird mir kurz angebunden ein Zettel zum Ausfüllen vorgelegt, verbunden mit der Frage, ob ich Kassenpatient sei, und wenn ja, bei welcher Kasse. So geschehen bei meinem ersten Besuch. Komme ich das zweite oder dritte Mal, brauche ich nur noch meinen Namen zu nennen, und schon begibt sich die Gebieterin der Registratur an einen beeindruckend großen Stahlschrank, zieht eine Schublade heraus und entnimmt ihr eine mit meinem Namen versehene Karteikarte.

Diese erste Hürde des Rituals genommen, erfolgt der Wink ins Wartezimmer. Trotz der allseits bedauerten Ärzteschwemme sind die Wartezimmer meiner diversen Ärzte, vom praktischen Arzt bis zum angesehenen Spezialisten, stets bis auf den letzten Stuhl mit bedrückt vor sich hinblickenden Menschen angefüllt. Waren meine Zahnschmerzen, als ich vor der Türe des Zahnarztes stand, vor lauter Angst vor der Bohrerei schon weg, im schneeweiß getünchten kahlen Wartezimmer mit dem dort herumliegenden Stapel halb zerfetzter Zeitschriften längst vergangenen Datums blühen sie in voller Pracht wieder auf. Nachdem mindestens eine halbe Stunde Wartezeit vergangen ist – denn unter dem wäre die Autorität des Arztes schon leicht angekratzt –, erschallt durch eine Person oder aus Bequemlichkeit über den Lautsprecher der diskret gehaltene Ruf: »Der nächste, bitte!«

Jetzt stehe ich endlich vor meinem Retter aus den Ängsten über meinen Gesundheitszustand. Um zum einen sein/ihr Bestehen auf absoluter Hygiene zu betonen, zum anderen seinen/ihren Stand bzw. Status ist er oder sie in einen mehr oder weniger smarten weißen Kittel gehüllt, der wie die Perücke der englischen Richter unter anderem anonyme Distanz gewährleistet. Ich werde aufgefordert, vor dem Schreibtisch Platz zu nehmen, der, wenn es der Zuschnitt des Raumes erlaubt, so gestellt ist, daß er oder sie mit dem Rücken zum Fenster sitzt, so daß ich beim Bericht über meine Leiden nur noch die Umrisse des ärztlichen Gesichtsausdrucks, das heißt nicht irgendwelche Reaktionen erkennen kann. Gelernt ist gelernt, und so werden Arzt oder Ärztin auch nie mit lauter Stimme sprechen oder einen mit Leid angefüllten Ton anstimmen. Die Konsultation beendet, sich wieder hinter den Schreibtisch klemmend, ist mein Arzt entweder gnädigst, beruhigend, warnend oder beängstigend pflichtgemäß bereit, seine Erkenntnisse vor mir auszubreiten, was nur in den seltensten Fällen in einer mir verständlichen Sprache geschieht. Außerdem hat er es eilig, denn der Nächste-bitte wartet, und seine Frau wünscht, daß er pünktlich zum Abendessen erscheint.

Nicht daß Mediziner mit diesem hier skizzenhaft dargestellten und unbillig verallgemeinerten Gehabe den Ängsten der Patienten Vorschub leisten wollen, doch, das profane Ritual konsequent durchgeführt, kann es nicht ausbleiben, den Leidenden durch das von mir geschilderte Symbolmilieu in das Milieu der Angstmacherei zu versetzen. Auf diese Weise entsteht, was dieser Tage mehr oder minder verblümt als eine »patientenferne Medizin« angeprangert und beklagt wird: Eine Bewegung der Angstmacherei durchzieht eine Humanwissenschaft, überschattet den Menschen im Kampf gegen den Tod, darin inbegriffen die Krankheit als Auskommen der Logik des Lebenden.

Noch eine Anmerkung ist zu machen, und zwar zu dem medizinischen Do-it-yourself-System, der *Selbstmedikation,* wie es so wendig heißt. Einfach gesagt handelt es sich hier um einen Bereich aller möglichen alltagspraktischen Verhaltensweisen, die sich dem ärztlichen Rat entziehen bzw. ihn ersparen und damit auch die Verschreibung bestimmter Heilmittel. Allerdings, wo Selbstmedikation anfängt und wo sie aufhört, das ist eine offene Frage. Ist bei Erkältung das Trinken einer heißen Zitrone mit anschließendem Schwitzen im Bett schon Selbstmedikation, oder fehlt hier der Bezug auf ein von der pharmazeutischen Industrie hergestelltes Mittel wie Kopfschmerztablette, Baldriantropfen etc.? Die Benutzung eines Abführmittels oder einer Salbe zur Bekämpfung von Fußpilz ohne ärztliche Verschreibung ist sicher in die Rubrik Selbstmedikation einzureihen; aber wie ist es um all die Cremchen und Salben bestellt, die unter der Bezeichnung »Kosmetik« Gesichtern zu jugendlicher Frische verhelfen? Immer ein Leiden voraussetzend, bleibt es ebenso schwierig festzustellen, welche Mittelanwendungen im Alltagsbewußtsein der Bevölkerung zur Selbstmedikation gezählt werden, wie auch zu erkennen, welche Symptome zur Selbstmedikation führen und welche zur Konsultation eines Arztes.

Wie dem auch sei, ich kann mir sehr wohl vorstellen, daß beim Griff zum Selbstbehandlungsmittel Beweggründe eine Rolle spielen, die sich aus den Angst erregenden Elementen zusammensetzen, die im vorhergehenden angeführt wurden, als da sind: das aus Anmeldung, Warten, Kosten, Unpersönlichkeit und Keimfreiheit bestehende Symbolmilieu, das beunruhigende und geheimnisvolle Gehabe der Ärzte und der Widerwille gegenüber Autorität und Gehorsam. Bei der Ablehnung oder Verwerfung der Selbstmedikation spielen anders gelagerte, ebenfalls Angst erregende Elemente eine Rolle, wobei an erster Stelle die Aufmachung der Präparate steht. Während sich die Menge der rezeptpflichtigen, vom Arzt verschriebenen Medikamente im allgemeinen in einer weiß-schwarzen, antiseptisch wirkenden, mit einigen für den Leidenden unverständlichen Fremdworten aus der klassischen Medizin bedruckten respekterheischenden Verpackung befindet, liegt das Selbsthilfemedikament, wiederum allgemein gesagt, in einer buntfarbigen, marktschreierischen Hülle geborgen, die wie die Verpackung von wohlfeilen Bonbons mit vielversprechenden Texten versehen ist.

Und dann die Werbung: Noch nie habe ich im Schaufenster einer Apotheke ein Plakat gesehen, das zur Hustenstillung für Dihydrocodeinthiocyanat wirbt, dafür aber Plakate mit der Zeichnung in die Gegend hustender Köpfe, verbunden mit dem Aufruf, durch diesen oder jenen rezeptfreien Saft dem für Herz, Lunge, Verdauung und was sonst noch schädlichen Husten schnell wirkend den Garaus zu machen. Beim so allbeliebten Fernsehen rattert nach der Werbung für ein Medikament zur Selbstbehandlung wenigstens in aller Eile eine Stimme den Satz herunter: »Zu Risiken und Nebenwirkungen lesen Sie die Packungsbeilage und fragen Sie Ihren Arzt oder Apotheker« – ein aus gesetzlichen oder wirtschaftlichen Gründen vorgeschriebener Satz, der schon beim Erklingen des Wortes »Risiken«, wenn auch nur im Unterbewußtsein, Ängste erwecken muß.

Im Gegensatz zu den anderen von mir ausgewählten Bereichen zeigt sich, daß bei der Musterung der Selbstmedikation Angstmacherei gleich zwei Aktionen überlagert: einmal den Griff zur Selbstmedikation, zum anderen deren Ablehnung. Hierdurch erschwert sich eine Demystifizierung der Angsterweckungen, indem der Abwägung des Wertes oder Unwertes der Selbstmedikation für das Gesundheitswesen der Appell an die Vernunft des Leidenden gegenübersteht. Althergebrachte Interessen *(vested interests)* und zu Handlungen fähige Interessengruppen *(pressure groups)* – von der Ärzteschaft bis zur pharmazeutischen Industrie – bauen auf den Ängsten des leidenden Menschen auf, haben also Angstmacherei erst gar nicht zu manipulieren; denn, um ein unbehagliches Thema poetisch anzuleuchten: »Ein Lehrling ist der Mensch, das Leid macht ihn erfahren, und keiner kennt sich, der nicht Schmerzen litt!« (Alfred de Musset)

Im Rahmen von Gesundheit muß ich jetzt ein besonders trauriges Kapitel aufschlagen, nämlich die *Sucht*. Es geht hier um die Gewohnheit von Menschen, Substanzen, kurzerhand Drogen genannt, zu sich zu nehmen, die angenehme Empfindungen verschaffen oder Schmerzen lindern. Die Gewohnheit wird dadurch zu einer krankhaften Sucht, daß der Süchtige durch sein Verhalten selbst leidet und sich an seinem Gesundheitszustand schädigt. Leistungsfähigkeit und Widerstandskräfte lassen erheblich nach, was bis zur körperlichen, geistigen und sozialen Verwahrlosung und Abstumpfung, in manchen Fällen bis zum frühzeitigen Tod führen kann. Die Entstehung der Sucht wird von Kennern der Materie auf unterschiedliche Faktoren zurückgeführt. Bei den einen sind es seelische Faktoren wie Unsicherheit, Willensschwäche, Bindungslosigkeit, Ratlosigkeit, Minderwertigkeitsgefühle, Kummer oder Lebensangst; bei den anderen körperliche Vorgänge wie die Medikamentensucht, das heißt die ansteigende Nutzung von Schlaf-, Kopfschmerz- oder Verdauungsmitteln, weil sich ansonsten dauernde Schlaflosigkeit, Migräne oder Verstopfung einstellen würden. Auch die Eigenarten gewisser Suchtmittel, wie zum Beispiel die Versetzung in gesteigerte Hochgefühle, Lust- oder Geschmacksbefriedigung, werden als Faktor für die Entstehung der krankhaften Sucht angeführt. Ich erinnere mich noch bestens einer mir nahestehenden, maßlos viel Wein und harte Sachen trinkenden Person, die mir auf meine reichlich ungeschickte Frage: »Warum trinkst du so viel?« die Antwort gab: »Weil es mir schmeckt« – schadhaft hin oder her.

Nicht der geringste Zweifel kann darüber bestehen, daß die Süchte, vor allem die Rauschgiftsucht, ob durch »harte« oder »weiche« Drogen gestillt, eine soziale Geißel sind, und zwar vor allem für den einzelnen in unserer Gesellschaft. Daher ist der für das Wohl seiner Bürger verantwortliche Staat gezwungen, in das Freiheitsgefüge des einzelnen einzugreifen, sei es durch Verbote, Bestrafung oder Vorsorge. Abgesehen von der Verpflichtung, für das Wohl der Bevölkerung zu sorgen, ist der Staat aber auch für ihren Schutz zuständig, das heißt, er muß sie vor Gefahren warnen bzw. über sie unterrichten. Hierzu bedient er sich eines Informationssystems, bei dem fern von einer nach Macht strebenden Angstmacherei die Erweckung der Ängste eine durchaus zu rechtfertigende Rolle spielt. Inwieweit ein solcher Einsatz hilfreich ist, ist eine andere Frage, die von den zur Angsterweckung verwendeten Mitteln abhängig ist. Beispielsweise unterstreicht die Veröffentlichung von Statistiken über Drogenabhängige im Lande, in Regionen oder Städten oder die Mitteilung über das Auf und Ab von soundso vielen an Rauschgift Gestorbenen das Drogenelend, erzeugt aber bei der Mehrheit einer immerhin nicht drogenabhängigen Bevölkerung höchstenfalls ein Kopfschütteln, Abscheu oder Mitleid. Auch der so beliebte gemeinschaftsduselige Appell an den Schutz der Volksgesundheit erweckt nicht genügend Ängste, um einer Suchtprophylaxe beizustehen.

Da ist es um die *Alkoholsucht* schon anders bestellt. Denn wenn wir den Statistiken Glauben schenken, sind in unserem Land an die eineinhalb Millionen Menschen alkoholabhängig, also anders als bei den Drogenabhängigen keine quasi unsichtbare Minderheit. Hier liegt in der Tat eine Bedrohung der Volksgesundheit vor, denn diese Sucht könnte, wie in einigen anderen Ländern zu beobachten ist, zu einer unheilbringenden Heimsuchung der Gesamtgesellschaft und nicht länger nur des Einzelnen werden. Aber auch in diesem Fall versagt die soziale Bewegung der Angstmacherei, denn es gibt nichts zu manipulieren, zu welchem Zweck auch immer. Selbst die Angst erweckende Warnung vor einer schweren, zum Tode führenden Schädigung der Leber durch Alkoholmißbrauch hat den krankhaft chronischen Säufer noch nie abgeschreckt.

Um der lieben Volksgesundheit willen, diesem edlen, dem Vaterland Kraft und Stärke verleihenden Gut, wurde das *Rauchen* in den Stand einer »Sucht« und Nikotin in den einer »Droge« erhoben. Einstens galt Rauchen – wie die Völlerei – nur als ein Laster, ohne in den Katalog der himmlischen Sünden aufgenommen zu werden. Doch Verbote des Rauchens oder des Schnupfens gab es schon immer, aber weniger wegen ihrer realen Begleiterscheinungen, sondern ob ihrer statussymbolischen und ideologischen Bedeutung. Daran denken heutzutage nur noch Kulturgeschichtler, denen die »Kultur des Rauchens« Gelegenheit gibt, eine Gabelung zeitgeschichtlicher Entwicklungen zu erschließen. Für uns hingegen, ob wir Raucher oder Nichtraucher sind, sind Rauchen und sein Verbot fast zu einer rechnerischen Gleichung geworden. Sie hat zu einer mit Pessimismus getränkten Aktivitis geführt, bei der – wie könnte es auch anders sein – Angstmacherei ihre angestammte Rolle spielt.

Wie immer geht es mir auch beim Thema Rauchen darum, der sozialen Bewegung der Angstmacherei auf die Schliche zu kommen, und nicht um Bewertung, um Anklage oder Verteidigung. Um dabei nicht wahllos durch die Gegend vorgebrachter gesundheitsrelevanter Argumente und Beweisführungen zu schwirren, bleibt es unumgänglich, einigermaßen systematisiert diskussionswürdige Angaben zu unterbreiten, wie sie den Bereich »Rauchen« mit seinem Für und Wider umkreisen. Dabei soll wohlmeinend übergangen werden, daß sich der Kampf gegen das Rauchen weltweit von einem humanitären Unterfangen zu einer profitablen Geschäftigkeit entwickelt hat.

Obenan auf der Datenliste stehen die betrüblichen Mitteilungen der Weltgesundheitsorganisation in Genf, nach deren Zusammenstellung pro Jahr rund drei Millionen Menschen an den Folgen des Rauchens sterben. Mehr im einzelnen auf die millionenfachen Todesfälle eingehend, berichtet die Studie gewissenhaft auch über die durch den Tabakkonsum hervorgerufenen Krankheiten, an denen die bedauernswerten Raucher zugrunde gegangen sind. Hiernach waren in den Industrieländern neunzig Prozent der Todesfälle von Rauchern auf Lungenkrebs zurückzuführen, dreißig Prozent auf andere Krebskrankheiten, achtzig Prozent auf chronische Bronchitis, zwanzig bis fünfundzwanzig Prozent auf Herzerkrankung. Außerdem werden noch Bluthochdruck, Arthritis und Asthma als durch Rauchen hervorgerufene Todesfälle angeführt.

Das ist allemal erschreckend. Nur frage ich mich, wenn ich diese Statistiken und die darin enthaltenen Warnungen vor dem Tabakkonsum lese, wo zum Vergleich die Zahl der Abertausende von Bemitleidenswerten ist, die an diesen schweren Krankheiten gestorben sind, ohne auch nur je eine Zigarette angezündet zu haben? Es tut sich hier eine das gesamte Zahlenmaterial durchziehende Widersprüchlichkeit auf, die auf der einen Seite die Angsterweckung vor der zum Tode führenden Krankheit unterminiert bzw. minimalisiert, auf der anderen Seite es der Angstmacherei ermöglicht, die Tore zu zweckentfremdeter Manipulation zu öffnen. Beispielsweise, wenn die Nachricht die Runde macht, daß es nach einer Gesundheitsstudie des Statistischen Bundesamtes in Canberra den australischen Rauchern unter dem Strich besser geht als Nichtrauchern oder Ex-Rauchern.

Überhaupt scheinen der in der Angstmacherei gegenüber dem Rauchen enthaltenen Widersprüchlichkeit keine Grenzen gesetzt zu sein. So sagten uns die Statistiken des Statistischen Bundesamtes in Wiesbaden, daß sich drei Viertel der Bundesbürger (72,4 Prozent) unter die Nichtraucher einreihen lassen, andeutend, daß sie wohl länger leben werden als die achtundsechzig Prozent, die sich nach einer anderen Statistik als Raucher deklariert haben. Hierauf greifen dann Versicherungsgesellschaften zurück, richten verbilligte Nichtrauchertarife ein, obwohl es ihnen nicht entgangen sein dürfte, daß auch Nichtraucher sterben müssen. Das gilt auch für vierundsechzig Prozent, also fast zwei Drittel der deutschen Bevölkerung, die sich gemäß einer Umfrage durch den Rauch von Rauchern belästigt fühlen, wohl im Glauben, Raucher stünden im Dienste der Krankheitserreger, wenn nicht gar des Todesengels. Gegen das »Passivrauchen«, wie dieser leichtfertig in die Welt gesetzte Zirkelschluß lautet, muß, und zwar sofort, etwas von Staats wegen getan werden. Denn man stelle sich vor, auch nur ein Drittel der belästigten zwei Drittel der Bevölkerung könnte durch »passives Rauchen« sagen wir einer Herzerkrankung entgegengehen!

Doch Scherz beiseite: Die Angstmacherei mit dem Passivrauchen hat sich – selbstverständlich im Namen des Schutzes der Volksgesundheit – zu einer Gschaftlhuberei großen Ausmaßes entwickelt. Workshops über Passivrauchen wurden errichtet, nach einem »Nichtraucherschutzgesetz« wird verlangt, Eltern werden vor Gericht gezogen, weil sie in der Gegenwart ihrer Kinder rauchen, in Gaststätten werden Raucher in die äußerste Ecke des Saales verdammt, schwangere Frauen sollten sich mindestens zehn Meter von Raucherdunst entfernt halten, da ansonsten die Gefahr einer Totgeburt bestehe etc. pp. Insgesamt eine massive Kampagne gegen das Rauchen und für die Herstellung einer neuen Lust: des Nichtrauchens.

So gewiß es nach medizinisch-wissenschaftlichen Erkenntnissen ist, daß für den einen oder anderen – je nach seiner körperlichen Konstitution – Rauchen gesundheitsschädigend ist, so ungewiß ist zufolge maßgeblicher Forschungsinstitute das Bestehen eines Zusammenhangs zwischen der Tabakrauchbelastung, dem angeblich die gesamte Volksgesundheit schädigenden sogenannten Passivrauchen, und der Atemwege bis hin zum tödlichen Krebs. Zwar ist zu Beginn einer gewissenhaften ärztlichen Behandlung die Frage »Rauchen Sie?« oder »Sind Sie Raucher?« schon zur Standardfrage geworden, aber der Frage »Sind Sie Passivraucher?« wird sich selbst der gestrengste Anti-Raucher-Arzt angesichts der ihr innewohnenden Widersprüchlichkeit enthalten.

Wie man es auch zu drehen und wenden gedenkt, der Kampf gegen das Rauchen als eine die Volksgesundheit bedrohende Sucht kann, wenn überhaupt, nicht ohne eine Bewegung der Angstmacherei geführt werden. Denn ihr kommt es zu, die von seiten des Staates, der Gesundheits- und Erziehungseinrichtungen, der Ärzteschaft, der Verbände, selbsternannter Gesundheitsschützer und selbst von Wichtigtuern eingesetzten Bekämpfungsmittel zu stützen und, wenn manipuliert, zu beschützen. Was sollen zum Beispiel die auf den Zigarettenschachteln in Minischrift aufgedruckten Warnungen »Rauchen gefährdet die Gesundheit« und »Rauchen verursacht Herz- und Gefäßkrankheiten«, die eher eine verordnete präventive Pflichtübung erfüllen als eine Lesefrucht, wenn die Furcht vor Gesundheitsschädigung nicht schon vor jedem Zug an der Zigarette in das Bewußtsein der Raucher eingehämmert wäre. Was nutzen die in manchen Ländern eingeführten Ganz- oder Teilverbote des Rauchens und damit verbundene Strafen, wenn berechtigte oder unberechtigte Angsterweckungen sie nicht durchziehen würden. Oder würde ich ohne den allgemeinen Druck der Angstmacherei gegen Rauchen zum Psychotherapeuten laufen, um mir erklären zu lassen, meine Sucht rühre nur von meinem zu überwindenden Streß und meinen Alltagsschwierigkeiten her oder befriedige meinen Oralkomplex. Auch die Zigarettenindustrie steht unter dem beständigen Druck der sich in allen möglichen von mir angesprochenen Richtungen gegenüber dem Einzelnen wie dem Kollektiv bewegenden Angstmacherei, die sie meist mit untauglichen Mitteln zu unterdrücken sucht.

Genug der Beispiele. Überlassen wir in aller Ruhe der Angstmacherei das Feld, es sei denn, sie verliert sich in maßüberschreitende, machtlüsterne Exzesse, bei denen an oberster Stelle die Beschränkung der Freiheit des einzelnen mit Bezug auf seine Selbstbestimmung in Sachen physischer und psychischer Gesundheit steht. Ich war immer in dem Glauben, die Amerikaner seien ein besonders freiheitsliebendes Volk. Doch jetzt bin ich eines Besseren belehrt worden. Auf meiner letzten Amerikareise mußte ich mitansehen, wie seine rauchende Bevölkerung durch konzessionslose Verbote sich ihrer Freiheit hat berauben bzw. sich die Beurteilung sicherlich bestehender gesundheitlicher Befürchtungen hat entreißen lassen – ein Schritt zur Entmachtung unter streckenweise widersprüchlichen Gründen, angeführt durch eine Bewegung der Angstmacherei. Auch in unserem Land, leider allzugut bekannt für die Unterdrückung der Freiheit und die

Verachtung der Mündigkeit seiner Bürger durch einen nicht enden wollenden Strang von Verboten, versuchen machtgierige Gruppen mit Hilfe einer auf Widersprüchlichkeit gegründeten Angstmacherei, über Bestrafungen von der rauchenden Bevölkerung Gehorsam zu fordern. Indes, »ob geraucht wird oder nicht«, so warnte der Soziologe und Sozialmediziner Alexander Schuller, »ist vermutlich nicht gar so wichtig angesichts der Frage, ob wir mündige Bürger sind und ob unser Staat uns oder wir ihm gehören«. Merke: Wer dem Teufel den kleinen Finger reicht, muß darauf gefaßt sein, daß er die ganze Hand nimmt!

Ich dachte mir, es reiche jetzt, mich anhand von Drogen-, Alkohol- und Tabakkonsum über das Verhältnis zwischen Sucht, Volksgesundheit, Angstmacherei und Machtbesessenheit ausgelassen zu haben. Doch dann kamen mir Angst einjagende Nachrichten in die Quere, die sich um das *Spielen* drehen, und zwar um dasjenige, welches mit Geld, Glück, Zufall oder Spielsüchtigkeit in Verbindung steht. Diesbezüglich wird allerdings sehr differenziert vorgegangen. Von den Millionen, die allwöchentlich im Lotto spielen, spricht kein Mensch als Süchtigen; auch nicht von den Abertausenden, die in Casinos an den Rouletttischen sitzen, es sei denn, irgendein Mogul habe sich in Monte Carlo eine Kugel in den Kopf geschossen. Schließlich geht das ja auch immer hinter verschlossenen Türen vor sich.

Da ist es schon ganz anders, wenn das Spiel, vor allem das mit oder ohne Geldgewinn bestückte Spiel an

Automaten, in einem der Öffentlichkeit zugänglichen Raum stattfindet, in Gaststätten oder in Spielsalons. Dann lauten die Schlagzeilen: »Spielen ist eine Angebotsdroge«, »Süchtig nach dem Spiel am Automaten«, »Spielsucht ließ ihn in fremde Taschen greifen« oder gar »Hilfe im Kampf gegen Spielsucht«. Was hier dramatisiert wird, führt zu einer Angstmacherei, bei der sich viele, behäbig vor dem Fernseher sitzende, auf die Lottozahlen »ohne Gewähr« blickende Bürger ans gesamtgesellschaftliche Portepee gefaßt fühlen und nach Beschränkungen, Verboten, gesetzlichen Regelungen und anderen Eingriffen des Staates rufen, auf daß er pflichtgemäß uns vor Übeln schütze und die Moral aufrechterhalte.

Die angst machende soziale Bewegung ist besonders von dem Spiel an Automaten in für die Allgemeinheit zugänglichen bzw. dafür hergerichteten Räumen angetan. Was da an Automaten herumsteht – ob Geschicklichkeitsspielautomaten wie Telespiele oder Flipper, Billard und Pool-Billard, Sportspielautomaten wie Kicker, Darts, Eishockey, Fahr- und Flugsimulatoren, Punktspielautomaten ohne Geldgewinn oder Geldspielautomaten mit Geldgewinn –, ist den Angstmachern völlig egal. Für sie, die womöglich selbst mal hier und da Skat oder Bridge spielen, sind Automatenspieler »Zocker«, Kranke oder Kriminelle, die das Spiel unweigerlich in die Süchtigkeit treibt.

Verständlich, daß sich hieraus Fehleinschätzungen, Fehlbeurteilungen und Vorurteile ergeben haben, die ganze Bevölkerungsgruppen in das gesellschaftliche Abseits stellen und letztendlich mit dem bitteren Stereotyp

»Er / Sie ist ein/e Spieler/in« – also ein Kranker, Krimineller, Vergeuder, Süchtiger – diskriminieren. Im gleichen Atemzug richtet sich das Vorurteil gegen die Orte des Spielens und gegen das Spiel an Automaten insgesamt, sei es so harmlos wie das Spiel am Flipper oder so bedenklich wie am Geldautomaten.

Ich bin wahrlich kein Befürworter oder Verteidiger derjenigen, die schlechthin als »Berufsspieler« bezeichnet werden, stehe auch nicht für die Automatenhersteller und die Spielhallenunternehmer ein noch für die Nebenverdienste, die Gaststätten und Kneipen mit den dort aufgestellten Spielautomaten machen. Mir geht es ausschließlich darum, der Manipulation mit der Angstmacherei, ihrer großenteils ungerechtfertigten Besessenheit aufklärend entgegenzutreten; sie dort zu entblößen, wo sie das freiheitliche Entscheidungsrecht des einzelnen, was er mit seinem Geld, seiner Freizeit, seinem Privatleben macht, zu dirigieren und zu unterdrücken sucht. Solch prosaischen Sätze wie »Der Mensch spielt nur da, wo er ganz Mensch sein kann, und ist nur dann ganz Mensch, nämlich schöpferisch, wenn er spielt«, helfen uns dabei nicht weiter. So bleibt es notwendig, ein wenig den Sinn von Spiel und Spielern zu vertiefen, da wir ansonsten Gefahr laufen, an dem über Angsterweckungen hervorgerufenen Mißkredit von Spiel, Spielen und auch Spielern vorbeizuargumentieren.

Trotz der mannigfaltigen Arten von Spielen – Gesellschaftsspiel, Geschicklichkeitsspiel, Glücksspiel, Geduldsspiel, Erbauungsspiel usw. – erweckt allein schon das Wort »Spiel« Vorstellungen von Ungezwungenheit, von Wagnis oder Geschicklichkeit und wird mit einer Stimmung von Entspannung oder Unterhaltung umgeben. Da dem so ist oder doch zumindest sein sollte, wird eine Betätigung ohne Zwang und auch ohne Bedeutung für das wirkliche Leben hervorgerufen. Hier schaltet sich Angstmacherei ein: Da Spiel und Spielen dem Ernst des Lebens entgegenstehen, sind sie zu verurteilen, überdies auch noch, weil sie der Arbeit als wohlgenutzter Zeit gegenüberstehen, also reine Zeitvergeudung sind. Ungewollt schlagen sich die Angstmacher damit allerdings selbst in ihr verbittertes Gesicht.

In der Tat, das Spiel erzeugt nichts – weder Güter noch Werke. Es ist seinem Wesen nach unfruchtbar. Selbst wer sein ganzes Leben lang spielt, findet sich bei jedem neuen Anlauf unter den gleichen Bedingungen wieder wie beim ersten Spiel – beim Nullpunkt. Gleich um welche Art von Spielen es sich handelt, ob um Wetten, Lotterie oder Geldautomatenspiel, sie erschaffen keine Reichtümer, sie verlagern sie nur. Somit offenbart sich eine Grundlage des Spiels, die sich nicht anders als mit *Unentgeltlichkeit* bezeichnen läßt. Sie muß der Angstmacherei ein Dorn im Auge sein, da sie dem Spieler zum einen die Freiheit verleiht, sich mit Sorglosigkeit, wenn nicht gar mit Leichtsinn dem Spiel hinzugeben, zum anderen sich von fruchtbaren schöpferischen Tätigkeiten abzusondern. Wo sollen denn Warnung, Angsterweckung und Bekämpfung ansetzen, wenn der Spieler angesichts der Unentgeltlichkeit im Spiel nichts anderes sieht als eine anziehende Laune oder eine belanglose Zerstreuung, gleich welche Mühe er sich dabei macht oder welche Geschicklichkeit er dabei aufbringt?

Um diesem Dilemma zu entgehen, wird der außerordentlich komplexe Begriff Spiel »aufgeteilt«. Erstens wird er mit einem vorteilhaften oder nachteiligen Tatbestand verknüpft, bei dem ohne Zutun des Spielers der Glück oder Unglück bringende Zufall regiert. Zweitens wird ein Gefüge zwischen Vorsicht und Kühnheit zurechtgestellt, das mit diesem Begriff den Maßstab verbindet, mit dem der Spieler bereit ist, viel mehr dasjenige zu wagen, was ihm entweicht, als dasjenige, was er kontrollieren kann. Drittens werden mit Spiel Verhaltensmuster des Spielers verbunden, handle es sich um scharfsinnige Berechnung, um vergeudende Nachlässigkeit oder Sucht, womit wir beim Thema dieses Kapitelabschnitts wären.

Die durch Spielgeräte hervorgerufene Spielsucht bzw. ein möglicherweise hierdurch verursachter Suchtcharakter – ja, das ist das Lieblingsthema der von der Angstmacherei angeführten öffentlichen Diskussion. Das ist zudem das Zwielicht, durch das das negative Image des gesamten Automatenbereichs – Hersteller, Spielorte, weibliche, männliche, jugendliche und erwachsene Gelegenheits- oder Dauerspieler – geprägt worden ist. Zur Rechtfertigung des Angehens gegen das Verhaltensmuster »Spielsucht« beim und durch Automatenspiel holt die Angstmacherbewegung reichlich weit aus, indem sie die Ansichten diverser Wissenschaftszweige zu Spiel und Spielen zu Rate zieht. Unter Berufung auf sich um die Erkenntnis der ethischen und zweckmäßigen Verwicklungen und Folgerungen des Lebens bemühende Philosophen und Theologen wird vorgetragen, daß Spiel als ein profanes und frivoles Stiefkind von Religion anzusehen sei, mit der es gewisse beunruhigende Ähnlichkeiten habe. Bei den Ökonomen steht mit Bezug auf Spiel und Spielen die Klärung der Unterschiede zwischen den Aspekten funktionaler und dysfunktionaler Spekulation im Vordergrund.

Den Ansatzpunkten der Angstmacherei näherliegend sind die Anschauungen der Psychologen, für die Spielen sowohl eine bewußt auf Gewinn ausgerichtete instrumentale Aktivität als auch eine expressive Aktivität ist, die als Endzweck genossen wird. Von hier aus, so heißt es, lassen sich sowohl Motivationen als auch die Persönlichkeitsstruktur des Spielenden interpretieren, je nachdem, welche der beiden Aktivitätsfacetten den Brennpunkt der Aufmerksamkeit beherrscht. Geradezu als rechter Arm der Angstmacherei dienen die Psychoanalytiker, die sich vordringlich mit dem Problem der Spielsucht befassen. Obwohl sie im einzelnen zu unterschiedlichen Ergebnissen kommen, führen sie, mehr oder weniger verallgemeinert, aus, daß Spielsüchtige durch unbewußte Aggression und latente Auflehnung gegen Logik, Geschicklichkeit, Mäßigung, Moral und Entsagung angetriebene Neurotiker seien, wodurch Schuldgefühle entstünden, die bis zur Selbstbestrafung führten, indem der Süchtige spielt, bis er verloren hat. Aus diesem Mischmasch wurde letzten Endes ein verwirrendes Gebräu der

Angstmacherei gemacht, dessen Konsistenz aus dem Automaten selbst besteht. Denn er sei es, der Suchtverhalten verursache oder zumindest verstärke.

Wie verdreht, ja absurd eine solche Spielsuchtthese ist, mit der zur Zeit bis in die höchsten Aufsichtsbehörden hinein ausgiebigst Angstmacherei betrieben wird, bedarf nur weniger Worte. Zwar läßt sich nicht bestreiten, daß es Spielergruppen mit einem Spielverhalten gibt, das ich, um der Mäßigung willen, als »problematisch« zu bezeichnen wünsche. Indes ist dieses Verhalten, wenn es schon als »Sucht« angesehen wird, deutlich vom Verhalten an einen Stoff wie Medikamente, Alkohol, Kokain oder Heroin gebundener Abhängigkeit zu unterscheiden. Das heißt im Klartext: Da das Spielgerät nicht mit an Stoff gebundenen Süchten als Verursacher vergleichbar ist, kann der Spielautomat nicht süchtig machen, womit dieses Argument der nach Verboten und Einschränkungen rufenden Angstmacherei ins Wasser fällt. Nur wenn es um kriminologische und juristische Fragen geht, kann es von Bedeutung sein, ob Spielsucht mit stoff- oder nichtstoffgebundenen Abhängigkeiten verglichen wird. Hierzu bedarf es aber keiner Angstmacherei, denn nur im letztgenannten Sinne kann die Frage auftauchen, ob bei Spielsucht ein mit »Beschaffungskriminalität« vergleichbares Verhalten anzunehmen ist und/oder ob strafmildernde Umstände durch den Suchtcharakter des Verhaltens gegeben sind, eine Frage, die sich bei stoffgebundenen Abhängigkeiten erübrigt.

Natürlich gibt es dem Spiel ergebene süchtige Menschen. Oft genug lesen wir von ihnen, daß sie den ganzen Tag in Spielhöllen verbringen, ihre Familie haben verhungern lassen, ihren Besitz ins Pfandhaus gebracht und einen Schuldenberg angehäuft haben, zu Betrügern geworden sind, und wie sonst noch die Schreckensnachrichten lauten. Aber stellt das eine solche Mehrheit in der die Spielgelegenheiten aufsuchenden Bevölkerung dar, daß es sich lohnt, ihnen und darüber hinaus dem Automatenspiel mit Angstmacherei entgegenzutreten? Sollte nicht, wie es bei der Gruppe der Alkohol- und Drogenabhängigen geschieht, zum einen erfaßt werden, wie hoch im Vergleich zur Gesamtbevölkerung der Prozentsatz der Besucher von Automatenspielläden ist, und zum anderen, wie hoch im Vergleich zu diesem Prozentsatz wiederum der Prozentsatz der als süchtig zu bezeichnenden Spieler ist, bevor unter der Flagge der Unheilverhütung die gesamte spielende Bevölkerung mit Angsterweckungen übergossen und in das Loch einer freiheitsbeschränkenden Intoleranz versetzt wird? Selbstverständlich »sollte man«, doch das ist ein schwieriges Unterfangen.

Ich habe es einmal zusammen mit meinen Mitarbeitern in einer Untersuchung versucht. Dabei standen wir als erstes dem Problem gegenüber, wie fischen wir die angeblich Spielsüchtigen aus der Menge der Spielenden heraus. Ich kann doch nicht einfach auf Spieler zugehen und fragen: »Sind Sie süchtig?« Also mußte ein anderer Weg eingeschlagen werden, sozusagen ein erhebungstechnischer Umweg, um die von der Angstmacherei hochstilisierte Spielsucht prozentual, will sagen in ihrem

Ausmaß zu erfassen. Ohne mich über unser forschungstechnisches Vorgehen lang und breit auszulassen (es ist in meinem 1993 erschienenen Buch *Ein verpöntes Vergnügen* nachzulesen), kamen wir der angeblichen Spielsucht im Zusammenhang mit diversen anderen Aspekten des Automatenspiels entgegen: mit dem Nutzungsrhythmus der Automaten, der durchschnittlichen Ausgabenhöhe für das Automatenspiel, der Frage nach einer von anderen Freizeitweisen getrennten gegenüber einer kombinierten und sozial eingebundenen Nutzung des Automatenspiels sowie den Selbstaussagen der Spielenden zu den Gründen ihres Spiels und den Gründen zur Beendigung eines Spiels. Aus diesen Zusammenhängen ging ein prozentual äußerst geringer Personenkreis hervor, der sehr intensiv spielt und dadurch möglicherweise in finanzielle und soziale Schwierigkeiten geraten kann, die die Angstmacherei warnend und drohend zugleich für *alle* Automatenspieler voraussieht. Im übrigen konnten wir einen sehr kleinen Teil aller Spielenden entdecken, der der Empfindung, an negativen Aspekten einer Spielsucht zu leiden, Ausdruck verlieh, was daraus hervorging, daß ein Prozent aller Spielenden in unserer Befragung als Grund des Spiels angab: »Weil ich nicht anders kann.«

Damit sind wir bei Motivationen angelangt, die möglicherweise zur Sucht führen und nicht übergangen werden dürfen, will man nicht den blassen Argumenten der das Automatenspiel bis zum Verlangen nach Verbot bekämpfenden sozialen Bewegung der Angstmacherei in die Hände fallen. Hierzu bedarf es keiner in die Breite gehenden Auslassungen, denn stets konnte festgestellt werden, daß die psychosozialen Bedingungen des persönlichen Umfeldes im Grunde bei allen Suchtformen in unserer Gesellschaft, bei den stoff- wie bei den nichtstoffgebundenen, als ursächliche Faktoren anzusehen sind. Es ist eine Binsenwahrheit, daß die Konstruktion einer bestimmten Sucht im allgemeinen immer mit individuellen psychosozialen Faktoren zusammenhängt, seien dies Probleme in der Familie, am Arbeitsplatz, in der Liebe, mit der Gesundheit oder sonstige Schwierigkeiten. So ist es von seiten der mit Angsterweckungen agierenden und manipulierenden Gesellschaftsbeschützer weder richtig noch hilfreich, den Automaten oder die Spielstätten als Verursacher häufigen Spielens in ihren machtbegierigen Würgegriff zu nehmen.

Ich verkenne in keiner Weise, daß intensives Automatenspiel sozialpsychologisch problematische Auswirkungen hat, und seien es auch nur die, daß sich Menschen in die Scheinwelt des Spiels flüchten und glauben, hier ihre Lage verbessern zu können. Ich darf aber auch nicht übersehen, daß das von der Angstmachereibewegung ausgehende Verlangen nach einer restriktiven Gesetzgebung sozialpolitische Negativeffekte hervorruft, die bei einer Kriminalisierung der Spieler, der Spielhallen- und Gaststättenbesitzer sowie der Automatenhersteller enden.

Machen wir uns doch nichts vor: Jeder von uns hat viele kleine Laster, darunter auch das Spielen in der einen oder anderen Form. Erst wenn ein kleines Laster zu einem großen, selbstzerstörerischen wird, rückt es in die Nähe einer Krankheit, die der gesamten Gesellschaft in ihrem sozialen, kulturellen, ökonomischen und moralischen Gepräge zur Last werden kann. Dies zu verhindern ist und bleibt die Aufgabe einer verantwortungsbewußten Staatsführung. Das heißt aber noch lange nicht, die gesetzgebende, aus Verboten, Strafen und Einschränkungen bestehende Macht nach der Flöte der mal im Vordergrund, mal im Hintergrund agierenden Angstmacherei tanzen zu lassen. Wer auf die Angstmachereibewegung mit ihrem sich auf undurchsichtige »moralische Gründe« berufenden Spielsuchtgetöse hört, wird sich als erstes dem uns alle berührenden existenziellen Gedankengang der *Gleichheit* zuzuwenden haben, um dann zu Eingriffen und Maßnahmen zu schreiten, bei denen vordringlich Aufklärung über *alle* Glücksspielformen, also neben Automatenspiel auch Lotto, Spielen in Spielbanken etc., zu stehen hat. Und kommt es zur Gruppe von Personen, die angeben, in welchen Formen und vor welchem Hintergrund auch immer, problematische Aspekte ihres eigenen Spielens zu erleiden – was nicht notwendigerweise als »Sucht« einzuordnen ist –, so verleihe man ihnen Unterstützung durch die in unserem Land im Überfluß vorhandenen Sozialpädagogen und Sozialarbeiter, auf deren Ausbildung wir zu Recht so stolz sind. Die Angstmacher setze man vor die Türe und lasse sie in ihrem eigenen, weder sozial noch moralisch zu begründenden Machthunger schmoren.

Es drängt mich sehr, mit diesem nicht gerade frohgestimmten Kapitel zu Ende zu kommen. Doch vor mir steht noch ein gewaltiger, unseren Lebensbereich und Lebensstil erfassender Block, der mir den Weg versperrt. Zwar figuriert er nicht ausdrücklich unter der Titelüberschrift »Gesundheit«, doch hat er, wenn recht gesehen, sowohl mit der des Einzelnen wie der der Gesamtgesellschaft zu tun und ist deshalb auch in aller Munde: Unsere *Umwelt* mit ihren gefahrbringenden Beitaten wie Umweltverseuchung, Umweltverschmutzung, Umwelttod, Umweltschutz etc. Es ist dies ein von Weltkongressen bis lokalen Einzelmaßnahmen reichendes Riesengebiet, bei dem stetig zwei richtunggebende, die Existenz des Menschen betreffende Linien ineinander übergreifen, die unter den Bekundungen »Die Umwelt gefährdet uns« und »Wir gefährden die Umwelt« verlaufen. Was hierunter alles fällt, bekommen wir, von warnenden Rufen begleitet, Tag für Tag statthaft in Wort und Bild vor Augen geführt: Nachrichten über Natur- und Artenschutz, Müllabfuhr und -verbrennungsanlagen, Ozonloch, Klimaveränderung und Treibhauseffekt, Straßenverkehr und Abgase, Waldsterben und radioaktive Strahlen, Konservierungsstoffe in der Nahrung, Trinkwasserqualität, Vergiftung der Meere, schwerste Krankheiten hervorrufende Schadstoffe in der Luft und vieles andere mehr.

Weder habe ich die Absicht, auf jedes einzelne dieser Gebiete einzugehen, die in ihnen enthaltenen Gefahren zu bekräftigen oder abzuweisen (wozu mir übrigens auch die Kompetenz fehlt), noch mich in eine von hohen

Stellen geleitete Umweltpolitik einzumischen, sondern sehe mir gemäß dem mir selbst gestellten, auf Aufklärung bedachten Ziel an, ob und inwiefern dieses lebenswichtige Gebiet womöglich im Schatten einer geleiteten oder manipulierten Angstmacherei steht, worunter es sowohl leidet als auch in seinen Schadensverhütungen behindert wird. Um diesbezüglich nicht wie ein Berserker willkürlich und leichtfertig auf die Pauke zu schlagen, fragte ich mich als erstes: »Was ist denn Umwelt?«, »Wie definiere ich in aller Kürze diesen zum Alltagswort gewordenen Begriff?«

Nach langem Nachschlagen und Herumsuchen einigte ich mich mit mir auf die folgende Kurzfassung: Umwelt ist die Anhäufung aller äußeren Bedingungen und Einflüsse, die auf das Leben und die Entwicklung eines Organismus einwirken. Da ich aus meiner wissenschaftlichen Haut nicht heraus kann, fragte ich mich sodann: Gibt es einen Wissenschaftszweig, der den Problemen der Umwelt nachgeht und sie bearbeitet? Natürlich gibt es ihn, und das nicht erst seit heute: die *Ökologie,* von der uns das Kürzel »Öko« in mancherlei Verbindungen wie »Ökoladen«, »Ökogemüse«, »ökofreundlich« bis hin zum »ökologischen Gleichgewicht«, zur »ökologischen Politik« oder »ökologischen Technik« täglich entgegenkommt.

Die wissenschaftlichen Ursprünge dieses Zweiges der Biologie gehen zurück bis zum Anfang des neunzehnten Jahrhunderts. Sie entstanden aus der Notwendigkeit, sich über die Veränderungen der »Natur« durch die menschliche Gesellschaft Rechenschaft abzulegen, und hatten ein langsam fortschreitendes Zusammengehen von Humanwissenschaften wie Ethnologie, Soziologie und Geographie sowie den diversen biologischen Disziplinen zur Folge. Daraus ist eine wissenschaftliche Ökologie entstanden, die ihren Platz zwischen der »Natur« und den menschlichen Gesellschaften hat. Wie in der Geschichte anderer Wissenschaften zu beobachten ist, beschäftigte sich die Ökologie jedoch vordringlich mit sich selbst, indem sie erkundete, feststellte und katalogisierte. Was wird werden, und vor allem, was wird aus dem Menschen in seinem ökologischen Sein werden, war ihr nur ein Beiblatt. Sie wurde zu einem sanften wissenschaftlichen Ruhekissen, weder von Ängsten bedroht noch mit Angstvisionen nach außen dringend.

Doch es kam der Tag, wo auch die Ökologie Farbe zu bekennen hatte, wenn auch nur gezwungenermaßen. Wenn ich es richtig sehe, ohne für mich den Titel eines Zeitgeschichtlers in Anspruch zu nehmen, geschah dies mit dem Aufkommen sogenannter »alternativer Bewegungen«, dieser Bezeichnung für kritische politische, soziale und kulturelle Strömungen, die nicht nur nach Selbstbefreiung strebten, sondern sich überdies für die Entwicklung eines neuen Lebensstils und neuer Lebensformen einsetzten. Sie liefen – und manche von ihnen laufen noch immer – unter dem Banner Friedensbewegung, Bürgerrechtsbewegung, Neue Linke, Bürgerinitiative, Apobewegung, Frauenbewegung, Schwulenbewegung etc. und auch, unserem Interesse naheliegend,

Ökologiebewegung. Auf eine kurze Formel gebracht verfolgt die Ökologiebewegung zum einen das Ziel, die natürliche Lebenswelt des Menschen vor Ausbeutung und Vernichtung zu schützen, zum anderen unsere Lebens- und Arbeitswelt, den Alltag wie die Zukunft umweltbewußt und umweltschonend menschlicher zu gestalten, dies auch anhand einer ökologischen Politik und ökologischer Lebensformen.

In beiden Richtungen, in der des Natur- bzw. Umweltschutzes sowie in der der Lebensformen, war die Ökobewegung, wie sie sich abgekürzt nannte, bei ihrem Aufkommen zunächst höchst emotionalisiert. Wo immer sie in Erscheinung trat, ob in Fragen der Vernichtung der natürlichen Umwelt durch Luftverschmutzung, Technik oder wirtschaftliche Interessen oder in Fragen der Wohn-, Arbeits-, Freizeit- oder Essensgewohnheiten, über allem schwebte eine apokalyptisch anmutende Katastrophenideologie. Jeder Aufruf, jede Anklage und jede Warnung war mit deftigen, Angst und Schrecken erregenden Aufschreien wie Vernichtung, Ausrottung, Verheerung, Zusammenbruch, Unheil, Auflösung oder Heimsuchung angeführt oder unterlegt. Es war eben alles so schlecht, unheilbringend und untergangsreif, daß sich Angsterweckungen und Angstmacherei, über die Sache selbst hinweg, aus sich selbst ergaben.

Angesichts aller möglichen Technik- und Naturkatastrophen – Atom- und Chemiewerkunfälle, Erdbeben, Trockenheit, Seuchen- und Vulkanausbruch – verselbständigte sich die Ökologiebewegung so energiegeladen, daß es keiner Manipulation bedurfte, um sie als Druckmittel zur Errichtung von Schutzinstanzen zu nutzen. Weltweit entstanden Umweltorganisationen und -verbände und, nicht nur bei uns, Umweltministerien, deren wir, über unser Land verstreut, eine große Anzahl besitzen. Sie und ihre Beamten, Mitarbeiter, Gutachter und Funktionäre sind wohlbegründet machtversessen, da sie ohne die ihnen von der Bevölkerung über die Gesetzgebung zugestandenen demokratischen Machtbefugnisse weder das Gute noch das Schlechte tun können. Sie hüten sich, einer wie immer gearteten Angstmacherei anheimzufallen, warnen pflichtgemäß mal hier und mal da vor Gefahren. Im übrigen aber versuchen sie, den Ökologie- wie den Umweltbereich von Emotionalitäten fernzuhalten, um der Rationalität der Tatsachen und Ereignisse gerecht zu werden.

Hierbei steht den staatlichen und behördlichen Stellen eine ganze Reihe von privaten Unterfangen zur Seite. Sie haben das Thema »Umwelt« als ein die Gesellschaft insgesamt, aber auch jeden einzelnen von uns in jeder Faser betreffendes Problemfeld aufgegriffen. Wobei nur noch schwer zu unterscheiden ist, ob dahinter informative, soziale, belehrende, gesundheitliche, wissenschaftliche, volkswirtschaftliche oder nüchtern geschäftliche und geschäftigkeitliche Belange stehen. Umweltschutz, Umweltgefahren und Ökolebensweisen mal anstellig, mal ungelenk miteinander verbindend, halten sich Presse, Rundfunk und Fernsehen an dasjenige, was gerade die Schlagzeilen füllt: heute das Thema »Müll«, morgen »Artenschutz«, »Straßenverkehr«, »Regenwald« oder »Gesundheit« etc. – alles mit einer Beigabe von Angst erweckendem Horror- und Katastrophengedröhn dosiert. Demgegenüber stehen Tagungen und Diskussionen, die die Ängste um die Umwelt und das Wohlergehen unserer Gesellschaft voraussetzen, um sich »Chancen für eine dauerhafte umweltgerechte Entwicklung« oder »Zukunftschancen für Mensch und Umwelt« zuzuwenden. Hier bewegt man sich, meist aus berufenem Munde, in übergeordneten Sphären, spricht über Moraldefizite, umweltgerechtes Ethos, Staatsversagen, Schritte zu einer globalen Umweltpolitik oder die Aussichtslosigkeit von Umweltpolitik, Zukunftsverantwortung oder über ökologisches Denken und soziales Handeln.

Mich mit oder ohne die sie begleitenden oder voraussetzenden bis zur Angstmacherei reichenden Entmutigungen in der Welt von Öko und Umwelt schrittweise umsehend, rufe ich in Erinnerung, daß die Verantwortung gegenüber der Integrität des Lebens von Mensch, Tier und Pflanze und deren Lebensgrundlagen auch den Wissenschaftlern zukommt. Sie haben sich denn auch redlich bemüht, Umweltprobleme lehrend und/oder forschend zu erfassen. Dabei sind sie allerdings hochgradig spezialisiert, so daß sich beispielsweise die einen nur dem Thema »Klima«, die anderen nur dem Thema »Gesundheit« zuwenden. Doch derlei gewiß wertvolle spezielle Arbeiten genügen nicht, wenn es darum geht, die verschiedenen Seiten der Wechselwirkungen zwischen Mensch und Natur zu erfassen, die physischen, gesellschaftlichen, kulturellen und politischen. So wird denn heutzutage von einer Schwerpunktverlagerung der Umweltforschung auf einzelne wissenschaftliche Disziplinen hinweggegangen und einer interdisziplinären Beschäftigung der Vorzug gegeben. Aber auch dieser Zusammenführung mangelt es an der Behandlung desjenigen kritischen Punktes, der für mich dort gelegen ist, wo sich emotional und rational begründete Angsterweckungen mit dem Verlangen nach umweltverantwortlichem Handeln treffen. Hier nämlich besteht eine Kluft zwischen Wissen und Handeln, weil es uns heute weniger an Wissen über die Gefährdung der Natur und des Menschen fehlt, sondern eher an Kenntnissen, wie in der Folge menschliches Verhalten, darunter Beängstigungen, sich ändert oder verändert werden könnte. Diese Kluft muß überwunden werden, gleich, ob durch die Betonung geistes- und sozialwissenschaftlicher, psychologischer oder ökonomischer Aspekte der Umweltprobleme, sollen nicht auch die wissenschaftlichen Leistungen eher zu Angstmacherei als zum Handeln führen. Übrigens, dies nur nebenbei gesagt, gilt das gleiche für die hier und dort in Schulen und in der Berufsschule verankerte »Umwelterziehung«.

Auf dem Marktplatz der »katastrophalen« Öko- und Umweltzustände herrscht reges Treiben. Ob es das Ozonloch oder der Treibhauseffekt ist, die Asbestbelastung, chemische Giftgase, Abfallbeseitigung, Luftreinhaltung, Waldsterben oder Kernkraftenergie, der Verzehr von Käse, Kartoffeln, Fisch oder Radieschen – von überall drohen Gefahren sowohl für die Natur als auch für die Menschen. Es ist, als wäre ohne oder vielleicht doch durch unsere Schuld die Welt über uns zusammengebrochen. Hiergegen muß mit allen erdenkbaren und verfügbaren Mitteln angegangen werden, denn wir wollen unser Leben nicht nur schützen, sondern es auch ohne bedrückende, durch eine soziale Bewegung der Angstmacherei hervorgerufene oder verstärkte Ängste führen.

Ohne mit Öko- oder Umweltgefahren zu scherzen, fällt auf, daß über diese oder jene mit Ängsten eingedeckten Problembereiche teilweise beträchtliche Meinungsverschiedenheiten herrschen. Da wird zum Beispiel von durchaus gewissenhafter Seite behauptet, daß jedes Jahr an die 50 000 Tier- oder Pflanzenarten aussterben, was nicht nur bei Naturliebhabern Unbehagen, Unmut und Ängste hervorruft. Demgegenüber haben uns andere ebenso gewissenhaft durchgeführte Untersuchungen wissen lassen, daß viele als bedroht geltenden Arten sich in Wirklichkeit kräftig vermehrt haben und sogar solche, die als ausgestorben galten, wieder aufgetaucht seien.

Nehmen wir noch ein weiteres Beispiel aus der Horror- und Katastrophenszene, die mit Ängsten und Widersprüchen nur so gepflastert ist. Es ist dies das Gebiet der Klimaforschung, in dem eine Anhäufung von Szenarios untergebracht ist, zu denen Treibhauseffekt, Ozonloch, Waldsterben, Klimavariationen und auch durch chemische Prozesse hervorgerufene Krankheitsphänomene gehören. Soweit Erkenntnisse der Klimaforscher feststellend, erklärend, informierend und warnend der Öffentlichkeit vorgelegt werden, ruft schon allein diese aus wissenschaftlichen und forschungstechnischen Gründen notwendige Zusammenfügung oder Zergliederung eine bedingte *Verunsicherung* hervor, die entweder Beängstigungen schürt oder zu Desinteresse und Gleichgültigkeit führt. In gleichem Maße werden wir dadurch verunsichert, daß zu den einzelnen, unter der Devise der Zerstörung von Natur und Mensch stehenden Umweltbereichen Widersprüchlichkeiten an die Öffentlichkeit gebracht werden. Schließlich beruhigt es, wenn aus mit eindrucksvollen Namen geschmückten reputablen Forschungsinstituten die Nachricht kommt, daß es sich in Sachen »Treibhauseffekt« bei der angenommenen durchschnittlichen Welterwärmung von 0,5 Grad um natürliche Schwankungen handle und die Wissenschaft noch kein Urteil darüber fällen könne, ob die Menschen überhaupt einen steigenden Einfluß auf das Klima hätten. Oder wenn es in Sachen des uns alle in Aufregung versetzenden »Waldsterbens« heißt, daß die Schäden in einem Jahr zu-, im nächsten Jahr wieder abnehmen, aber der Verkehr (Ausscheidung von Schwefeldioxyd) nur eine untergeordnete Rolle spielt.

Vor mir liegt zu fast jedem Umweltthema eine ganze Sammlung von widersprüchlichen Aussagen, die hier aufzulisten zu weit führen würde. Sie alle, ob sie nun der Warnung oder der Entwarnung dienen, bedürfen eines Schubs durch Angstmacherei, und zwar zum einen, damit sie nicht in Vergessenheit geraten, zum anderen, damit sich der Gesetzgeber einschalten kann, um das Schlimmste zu verhüten. Soweit es die uns alle direkt oder indirekt berührende, durch Menschenhand oder durch die Natur selbst verursachte Naturzerstörung betrifft, zum Beispiel die Vernichtung des Regenwalds, liegen diese Katastrophen allerdings in Raum und Zeit so weit von uns entfernt, daß sie unsere Aufmerksamkeit entweder durch Horrornachrichten oder durch sensationsgeschwängerte Aktionen, wie wir sie von seiten der Green-Peace-Aktivitäten vorgesetzt erhalten, erwecken können.

Anders ist es da um die Dinge bestellt, wenn sie uns persönlich nahegehen, wenn sie uns – wie die Ernährung – direkt berühren. Hier hat die ökologische Bewegung für die Abwehr von Umweltschäden und für die Gesundheit der Bevölkerung Beachtliches geleistet. Indem sie sich die Entwicklung von Techniken der Konservierung und des Einfrierens von Lebensmitteln sowie die Essensgewohnheiten vorgenommen hat, ist sie in eine abtastende Prüfung des Privatlebens eingedrungen. Vor Angsterweckungen nicht zurückschreckend, sagt sie uns, was für uns in unserem Ernährungsverhalten gesund ist und was nicht. Vor allem hat sie es auf industriell vorgefertigte oder fertig erzeugte Lebensmittel abgesehen, und zwar mit dem Argument, sie enthielten gesundheitsschädliche Stoffe. Ob das nun stimmt oder nicht, daraus hat sich nicht nur ein einträgliches Geschäft entwickelt, sondern überdies eine Glaubensfrage. Dies gleich in doppelter Hinsicht. Ich muß schließlich »glauben«, daß die mir angebotenen, ökologisch gezüchteten Gemüsesorten nicht mit Schadstoffen besprüht wurden, daß der Wein aus Trauben gegoren wurde, die nicht von vorüberfahrenden Eisenbahnzügen beschädigt wurden, daß die Gans nicht mit chemischen Mitteln aufgepäppelt wurde und für den Schokoladenriegel nur kuhfrische Milch verwendet wurde – denn kontrollieren kann ich es nicht. Auch muß ich »glauben«, daß ich, wenn ich mich ökogerecht ernähre, bekleide oder wohne, allen durch die Lüfte schwirrenden Schadstoffen, Viren und Bakterien nicht nur entgehe, sondern auch gesünder und länger lebe, von Durchfall, Magengeschwüren, Herz- und Kreislauferkrankungen, Krebsleiden und was mir sonst noch zustoßen kann verschont bleibe.

Diese Glaubenshaltung, auch wenn sie sich, sagen wir, nur auf Bekömmlichkeit bezieht, muß erhalten und gestärkt werden. Und welches Mittel wäre hierzu wohl mehr am Platze als Angstmacherei? Es muß der Gedanke vertrieben werden, daß die vielen Menschen, die sich ökologisch nicht gerecht ernähren, munter gespritzte Äpfel und haltbar gemachte Wurst essen und natriumreiches Wasser trinken, nicht wie die Fliegen tot umgefallen sind. Angstmacherei bis hin zu öffentlicher Panikmache und Horrorvisionen muß entfacht werden, weil ansonsten ja auch das große soziale und kommerzielle Geschäft mit der ökologischen Bereinigung dahin wäre.

Ich bin gewiß der Letzte, der sich nicht der Gefahren bewußt ist, die uns Menschen durch Umweltzerstörung und ökologische Schäden drohen. Ich verwehre mich auch nicht gegen jede auch nur im geringsten Maße wirksame Handlungsweise, die dem Schutz unserer Natur und des Lebens soweit wie möglich entgegenkommt, noch gegen die Freiheit, sich einer ökologisch geführten Lebensweise zu verschreiben. Nur eines muß aufgezeigt werden, daß unser aller Ziel, in einer weder für unsere Umwelt noch für unser eigenes physisches und psychisches Wohlergehen abträglichen Weise zu leben, nicht durch eine Angstmachereibewegung in die Enge getrieben werden darf, die bei Angstkrankheiten, noch schlimmer, bei apokalyptischen Weltuntergangsmythen endet. Vernunft und Glaubwürdigkeit sind gefragt, nicht mit Ängsten besetzte Täuschungen und Hysterie.

15

Werte

Mit ihrer Betriebsamkeit hat die soziale Bewegung der Angstmacherei einen enormen Umfang angenommen und ist auf schleichenden Sohlen tief in unser tägliches Leben eingedrungen. Sie hat in gleich welchen von mir ausgekundschafteten Lebensbereichen Spannungen hervorgerufen, die, bis zu einer einhüllenden Dauerspannung führend, die sehnliche Unerlässigkeit nach Entspannung im Schoße einer »heilen Welt« oder zumindest eines »guten Lebens« belasten. Mit Übertreibungen, denen ein Großteil von Realitätssinn abgeht, werden Spannungsbögen gezimmert, die zu einer physischen und psychischen Beanspruchung führen, die uns im Alltagsverhalten wie eine faule Entschuldigung mit dem undefinierbaren Leiden genannt »Streß« entgegenkommt.

Ich gebe zu, daß ohne Übertreibungen das virtuose Spiel auf der Gefühlswelt der Ängste kein Geschäft ist, denn dann unterliegt das Machen dem Tun. Appelle an die Vernunft reichen für das Machen nicht aus. Denn wo

Vernunft abwesend ist, bleiben ihre Mahnrufe stets ungehört und nutzlos. Also müssen Warnungen vor Gefahren, Risiken und Bedrohungen so weit übertrieben und verdichtet werden, bis sie den Höhepunkt der Dramatisierung erreicht haben. Und sollte dieser nicht erreicht werden oder in seinem Spannungsausmaß nicht beständig bleiben, muß die Angstmacherei mittels Übertreibung für eine *Kultivierung der Angstgefühle* sorgen. Damit meine ich einen Spannungszustand, der durch die Aushöhlung der Entspannung den Blick sowohl für die echten Proportionen von Angst erweckenden Tagesereignissen verhüllt als auch die wirklichen Herausforderungen des Milieus, der Umgebung und unserer Zeit. Die Versenkung in das eigene Selbst wird nicht sublimiert, sondern substituiert.

Ich tue der Angstmachereibewegung, wo immer sie auch ansetzt, kein Unrecht, wenn ich sage, daß sie selbst unter der Voraussetzung, dem Wohlergehen der Bevölkerung zu dienen, Aufklärung in den Hintergrund drängt, um die dunklen Seiten unseres Lebens und unserer Lebensweisen in den Vordergrund stellen zu können, sozusagen dicht an uns heranzubringen. Doch, so fragt sich, darf ihr hierzu jedes Mittel recht sein? Hat jeder Pfeiler, auf dem sie ihr Angst erweckendes Gebäude errichtet, seine Berechtigung? Hierbei denke ich nach allem, was in den vorhergehenden Kapiteln ausgeführt wurde, vor allem an die ideologische Dynamik der Angstmacherei, deren Tragkraft sich schlicht *die Moral* benennt. Hier werden wir bei unserer Schlußbetrachtung anzusetzen haben, denn ohne zu einer Ideologie des Menschen geworden zu sein, deutet doch alles darauf hin, daß sich die in alle Bereiche des Lebens eingreifende soziale Bewegung der Angstmacherei zu einer moralischen Instanz mit Machtbegehrlichkeit und immer mehr zugestandenen Machtbefugnissen erhoben hat, die der *Alltagsmoral* neue gewünschte oder unerwünschte Gehalte verliehen hat.

Da ich weder Moralist noch Moralphilosoph bin, noch mich in den Fängen einer moralisierenden Soziologie zu verstricken gedenke, muß – wenn schon in meiner Einschätzung ein Rückgriff auf die Moral geltend gemacht wird – veranschaulicht werden, wo und wie sich dieser über den Gezeiten schwebende Begriff als ein Kanon von *Werten* lokalisiert. Ohne auf Herkunft oder Entwicklung von Moral einzugehen, verstehe ich darunter ethische Ideen für die menschlichen Verhaltensweisen, wie sie zu sein haben und wie sie für die soziale Wohlfahrt förderlich sind. Moral steht für die Symbole und Konzepte von wesentlichen Werten, die, mehr oder minder oberflächlich, von den Mitgliedern einer Gesellschaft geteilt werden. Hierunter fallen die in einer Gesellschaft überlieferten Verallgemeinerungen hinsichtlich Richtig, Falsch, Pflichten, Rechten und Tabus, allesamt durch Gebote, Vorschriften und Gesetze, ethische Kodizes oder Prinzipien sowie Richtschnuren in strenge Formen gefaßt.

Angesichts dieser Umschreibungen könnte der Eindruck entstehen, es gebe nur *eine* Moral – ein Irrtum, von dem auch die Vermessenheit derjenigen ausgeht, die die Angstmacherei angesichts ihrer Tätigkeiten und Auswirkungen zu einer »moralischen Instanz« erhoben haben, um uns damit zu verblenden. Aber es gibt nicht nur eine Art von Moral, sondern eine Reihe von Arten der Moral bzw. der Moralität, die sich, denkrichtig auf das moralische Verhalten des Einzelnen oder des Kollektivs bezogen, durch die Verschiedenheit von moralischen Haltungen und Handlungen unterscheiden. Über den Vorgang der Verinnerlichung entwickeln sich Maßstäbe für moralische Haltungen und Aktionen. Das Kennzeichen der Verinnerlichung kann verhaltensmäßiger Art sein und im wesentlichen Übereinstimmung oder Widerstand gegenüber Versuchung und Verlockung motivieren. Hier wird in der Alltagsbewußtheit mit Vorliebe vom »moralischen Charakter« gesprochen, dieser Garnitur von kulturell begrenzten Tugenden, wie beispielsweise Ehrlichkeit oder Rechtschaffenheit. Als ein anderes Kennzeichen der Verinnerlichung kann Schuldgefühl gesehen werden, eine selbstkritische oder selbstbestrafende Reaktion mit Reue und Gewissensbissen, nachdem moralische Standards überschritten wurden.

Noch weitere motivationale Gegebenheiten könnten angeführt werden, doch brächten sie mich weit von meinem Thema und auch meiner Betrachtungsweise hinweg. Schließlich liegt Moral bzw. Moralität mit Bezug auf Angstmacherei nicht bei der Wahrnehmung der Tatsache, sondern in dem Gebrauch, der von ihr gemacht wird. Dieser Gebrauch, sei es, daß er uns Wegweiser für das ist, was wir tun und wie wir leben sollten, oder uns einträchtige Befriedigung unserer Wünsche einbringt, stärkt das Bewußtsein für ein auf praktisches Handeln ausgerichtetes Leben, das ohne pathetisch moralisierende Diskussionen über Gemeinwohl und Zukunftsperspektiven unter unterschiedlichen Zeichen steht. Sie reichen innerhalb des realen moralischen Lebens von der nützlichen, zwingenden, symbolisch idealistischen, tugendhaften bis hin zur wertenden, aburteilenden, verlangenden und der traditionellen Moralität, die den unbedarften Namen Alltagsmoral trägt. Auf sie muß ich mein Augenmerk richten, denn an sie wendet sich die zur moralischen Instanz erhobene Angstmachereibewegung, vergessend, daß man nicht jeder Regung seines guten Herzens Gehör schenken darf.

Ich sage niemandem etwas Neues, wenn ich niederschreibe, daß Moral – und so auch die Moral des täglichen Lebens – Werte beinhaltet und sich auf Werte gründet. Die Gelehrten haben sie weitgehend gesichtet und gesondert, sprechen von Sitten- und Auswahlwert, Bedürfniswert, Interessenwert, Machtwert, Arbeitswert und anderen Wertbereichen mehr. Dies hat seit Bestehen des Nachdenkens über die Moral eine Wertediskussion entfacht, die angesichts der weltweiten Turbulenzen und sozialen Veränderungen neuerdings auch bei uns wieder größeres Ausmaß angenommen hat. Eine teils dürftige, teils abgrundtiefe Suche nach moralischen Grundwerten hat eingesetzt. Sie erstreckt sich zum einen auf Werthaltungen, zum anderen auf Wertstrukturen, wobei Enttäuschung und Ernüchterung über den mit der Entwicklung einer dynamisch-fortschrittlichen Gesellschaft notwendiger- und unumgänglicherweise verbundenen *Wandel der Werte* die Feder führen. Entweder wird in diesem Zusammenhang, mit moralischer Befindlichkeit und wenig erkenntlichen sozialstrukturellen Merkmalen unterlegt, über ein »Wertedefizit« lamentiert oder mit Betroffenheit – dieser nichtssagenden, der Flüchtigkeit anheimgestellten Gefühlsregung – auf einen als »schockhaft« bezeichneten Wertewandel in der Alltagsmoral geblickt. Auf diese Weise wird mit biederem Getue die Bedeutung des Alltäglichen außer Kraft gesetzt, es werden die moralischen Bindekräfte überwuchert und Wertgegensätze zu Alltagstugenden oder -untugenden verwandelt – das Ganze ein geradezu himmlisches Feld für die Rührigkeit der Angstmachereibewegung.

Um den Überblick über den Zusammenhang zwischen moralischer Wertehaltung, moralischer Positionsbestimmung und dem Wirken und Einfluß Angst erweckender, gleich von welcher Seite kommender Betätigungen nicht zu verlieren, bedarf es einer Veranschaulichung, der ich mich nicht entziehen will. Und zwar wende ich mich hierzu den Jugendlichen zu, die ich im Hinblick auf den Wertewandel als dessen Träger in unserer Gesellschaft ansehe. Da die Jugend von verfestigten Einstellungen noch relativ frei ist, kann sie Neuerungen in die Alltagsmoral der Gesellschaft einführen, Experimente wagen und mit hergebrachten Tabus, die für die meisten Erwachsenen ein Wertesystem darstellen, brechen. Klar, daß aus solch entgegengesetzten Strebungen Dissonanzen entstehen, die, gemeinhin als Generationskonflikt abgetan, die Jugend zum gesamtgesellschaftlichen Prügelknaben machen. Hier schaltet sich die von den Erwachsenen angeführte Angstmacherei durch das Bestehen auf der Gültigkeit der eigenen Ängste, Konflikte und Wahrnehmungsprozesse ein: Sie sind auf die für dumm und unmündig angesehene Jugend zu übertragen, um sie vor drohenden Gefahren zu schützen.

Wie sich gezeigt hat, liegt den auf die Aufrechterhaltung *ihres* Moralverständnisses bedachten Alltagstugendhütern das sexuelle Verhalten der Jugendlichen besonders am Herzen. Die Furcht vor einer sich durch Freizügigkeit auszeichnenden wandelnden Gesellschaft führte mit dem Argument, der Staat züchte Sexualbarbaren, zunächst zur Einführung der Sexualerziehung in den Schulen. In ihren Richtlinien sich auf die falsche Ansicht Sigmund Freuds gründend, nach der das Soziale aus dem Sexuellen geboren sei, während sich doch erwiesenermaßen das Sexuelle des Sozialen bedient, wurde das Fach Sexualerziehung als Teil des Sozialisierungsprozesses pädagogisiert, womit ich sagen will, eine menschliche Gegebenheit wurde aus ihrem affektiven Zusammenhang gerissen und in die rationale Kälte des Absoluten übertragen.

Soweit ich es übersehen kann, kümmert sich heutzutage niemand mehr sonderlich um dieses Fach oder seine Erfolge – auch nicht die Angstmacher. Sie haben für ihr Eingreifen in die sexuelle Alltagsmoral schon längst ein anderes Betätigungsfeld entdeckt, nämlich das diesbezügliche Verhalten der heranwachsenden Jugend mit ihrem Überschreiten bzw. dem Abwurf althergebrachter Tabus. Trotz aller Ermahnungen, Enthüllungen und Anschuldigungen, trotz der auf den Druck und Einfluß der Angstmacherei hin von behördlichen Instanzen ergangenen Verbote, Einschränkungen und pädagogischen Unterfangen, trotz der Einrichtung von Kontrollverfahren und des Angst erweckenden Aufschreis über eine in die Dekadenz verfallende Jugend hat sich eine Jugendkultur entwickelt, die einer auf altüberlieferten Normen gründenden Alltagsmoral – auch im Sexuellen – längst nicht mehr entspricht.

Wenn nach wie vor die Angstmacherei gut- oder böswillig bei ihren Versuchen verbleibt, die Jugend unter die Fuchtel ihrer moralischen und sozialen Machtbesinnung zu bringen, übergeht sie oder, weitaus schwerwiegender, belächelt sie den sich in der Realität zeigenden Wandel im Alltagsverhalten. Vergeblich sucht man bei dem Winken mit der Angst beispielsweise die Erkenntnis, daß sich das Männlichkeits- und Weiblichkeitsbild der heutigen Jugend grundlegend verändert hat. Haben sich doch die Geschlechterrollen derart einander angeglichen, daß die zwanghafte Polarisierung zum harten »He-Mann« und zur stilisierten »Pin-up-Frau« nicht mehr maßgebend ist. In weiten Bereichen der festgefügten jugendlichen Lebensformen äußert sich dies besonders im Verzicht auf sexuelle Reizwirkungen hervorrufende modische Accessoires. Der Rock hat diese Funktion längst verloren und wurde durch die Hose ersetzt: Das Stadium der Vorlust ist weitgehend überwunden. Der überwiegende Teil der Jugendlichen hat ein offeneres, freieres und natürlicheres Verhältnis zum Sex, als Pornohefte, Pornofilme, Illustrierte und Werbespots glauben machen. Das heißt, daß sich die von der sittenbehütenden Angstmacherei beanstandeten Sexangebote kaum in den Kontext der Wertmuster der Jugendlichen einfügen, es sei denn, sie dienen zur Belustigung und Karikatur einer autoritären und sexuell-repressiven Erwachsenengesellschaft.

Nicht viel anders ist es um die in den Printmedien und den elektronische Medien verbreiteten Sexbilder bestellt, die von der Angstmacherei mit Mißbilligung überzogen werden. So, wie sie sich heutzutage in jeder Illustrierten, in jedem Magazin, an jeder Litfaßsäule, in jedem Kinoaushang, in jedem Videoclip dem Jugendlichen darbieten, sind sie nicht verwerfliche »Nackedeis« im moralischen Gusto vergangener Zeiten. Denn diese Nacktdarstellungen gehorchen im Rahmen einer gewandelten Alltagsmoral einem befreiten, so doch ästhetischen Konzept: Sie sind der Sinnlichkeit zuerteilt, erheben sich aber gleichzeitig über die Sinnlichkeit und entsprechen somit der das Selbst erhaltenden Gegensätzlichkeit, wie sie uns allen zu eigen ist.

Nur wenn, um Aufsehen zu erregen, das Nichtästhetische zum Prinzip oder gar Dogma gemacht wird, wenn Bilder vorgelegt werden, die in ihrer vulgären Häßlichkeit unübertrefflich sind, dann kann diese Art von Huren-Nacktheit über und durch das Moment der nichtästhetischen Bildsymbolkraft leicht zu einer Sittengefährdung werden und das Eingreifen der Angstmacherei herausfordern und rechtfertigen. Werden doch dann Vorstellungen erweckt, die das Lustprinzip in ein soziales Milieu verlegen, das für das Leben der Gesellschaft zwar stets von Notwendigkeit gewesen ist, jedoch dem Jugendlichen nicht als das primäre entgegenkommt. Es wird ein Prozeß eingeleitet, bei dem Werte, beispielsweise die der Bevorzugung von Prostituierten zum Geschlechtsverkehr, propagiert werden. Hier kann durchaus an eine Gefährdung von Jugendlichen gedacht werden, die den Einsatz der Angsterweckung rechtfertigt, die aber weniger bei der Tatsache des Aufzeigens der Prostitution und gewisser damit verbundener Koitusspezialitäten gelegen sein darf, sondern bei der Vernichtung von Werten wie Menschlichkeit, Demut, Eros und Selbstwahrnehmung.

Der Wandel der in der Alltagsmoral gelegenen Werte und der damit verbundenen Verhaltensweisen ist in einer dynamischen Gesellschaft unaufhaltsam. Er entspricht der aus der Gesellschaft hervorgehenden Entwicklung neuer Lebensstile, Lebensperspektiven und Zukunftshaltungen, sollte aber nicht zu derlei *Desorientierungen* in der Gesellschaft führen, wie sie, durch die Besessenheit der Angstmachereibewegung unterstützt und/oder hervorgerufen, durchgehend von Kapitel zu Kapitel von mir an- und ausgeführt wurden. Ansonsten wird die Dynamik der Gesellschaft insgesamt ebenso wie die personale Selbstwahrnehmung gehemmt und endet bei einer larmoyanten *Wehleidigkeit* – von »Uns-geht's-allen-so-schlecht« bis zum völligen Zusammenbruch des überlieferten Wertgefüges –, die derzeit unser Land in bedrückendem Ausmaß zu durchziehen scheint. Unstreitig ist es nicht die Angstmacherei allein, die an die Klagemauer geführt hat, doch hat sich, wohin wir auch geblickt haben, erkennen lassen, daß sie, ob nun zum Guten oder Bösen, zu einer treibenden Kraft geworden ist, einer Kraft, vor der sich weder wehleidig die Augen verschließen läßt noch lohnt, sie mit jenem sich wissenschaftlich gebenden Achselzucken abzutun, das alles der Pluralisierung der Lebensformen und der Lebensmoral zuschreibt.

Da ich es durchgehend vermieden habe, an einer auf wehleidigem Pessimismus errichteten Klagemauer zu stehen, um unter Außerachtlassung anderer sozialer und kultureller Umstände alles, aber auch alles der Angstmacherei aufzubürden, ist die Zeit gekommen, ein für unsere Gesellschaft lebenswichtiges Phänomen anzugehen, das, ohne der treibenden Kraft der Angstmacherei Aufmerksamkeit zu schenken, bisher nur zwischen den Zeilen Platz gefunden hat.

Bei aller Skepsis gegenüber dem vielfach Angst erweckenden Zahlenwerk der unsere Gesellschaft beobachtenden Statistiker muß doch etwas dran sein, wenn sie uns wissen lassen, daß in der Bundesrepublik jede zweite Frau und jeder sechste Mann Angst haben, nachts allein auf die Straße zu gehen; daß jeder fünfte Bundesbürger sich in seinen eigenen vier Wänden nicht mehr sicher fühlt; daß ohne Einbeziehung von hohen Dunkelziffern in der Bundesrepublik in jeder Minute fünf Strafdelikte begangen werden; daß das Interesse an Arbeit und Beruf mäßig ist; daß die Beteiligung am sozialen Leben in öffentlichen Institutionen wie Kirchen, Vereinen, Parteien und Gewerkschaften stagniert oder dahinschwindet, eine Entpolitisierung der Gesellschaft stattfindet und so weiter und so fort.

Ob diese und andere Schreckensnachrichten uns selbst betreffen oder nicht, sie haben mit den dahinterstehenden Angsterweckungen zu einer Entwicklung im sozialen Verhaltenssystem unserer Gesellschaft geführt, das sich immer stärker auf *Privatisierung* als einen Wert hinbewegt. Weit über das sprichwörtliche »My home is my castle« hinausgehend, ist eine Vielzahl von Menschen in unserer Gesellschaft offensichtlich im Begriff, einen inneren Raum zu entwickeln, der einem »inneren Exil« gleichkommt: Die unwirklichen Beziehungen gewinnen die Oberhand über die wirklichen; der innere Raum über den äußeren; die individuelle Scheinwelt über das Soziale und Kollektive. Ohne Anprangerung als Sündenbock ist hieran in erster Linie das Fernsehen beteiligt. Denn es bringt uns ja die Öffentlichkeit mit ihren teils hochkomplizierten Erscheinungen tagtäglich frei ins Haus, ist zu einem Bequemlichkeitsutensil geworden.

Die Folgen dieses Rückzugs in die Privatheit, von dem ich keineswegs behaupten möchte, er sei ausschließlich der Kraft der Angstmachereibewegung zuzuschreiben, schlagen sich in Verhaltensmustern nieder, von denen einige kurz umschrieben anzuführen sind. Da haben wir erstens das Ansteigen der Unpersönlichkeit der menschlichen Beziehungen, wodurch auf Dauer aus einer personenbezogenen Gemeinschaft eine anonyme Gesellschaft geworden ist, bei der der vielbeschworene Begriff der Solidarität nur noch zur Nennung von Steuererhöhungen dient. In diesen Zusammenhang fällt nicht nur eine relative Absonderung von den Mitmenschen, sondern auch eine gefühlsbetonte Gleichgültigkeit, sowohl was die Mitmenschen als auch das umgebende Ereignisfeld betrifft, möge es in unserer Nähe liegen oder nicht.

Weiterhin haben in Ängste eingebundene persönliche oder gesamtgesellschaftliche Existenzlagen zu einer Zerstückelung des täglichen Verhaltens geführt, indem, nur kläglich abgeschottet durch Privatheit, quasi schizophren nach außen hin öfter recht widersprüchliche soziale Rollen zu erfüllen sind. Dies wiederum ruft ein Verhaltensmuster hervor, das sich im Schwund des Empfindens einer Verbindlichkeit gegenüber dem sozialen Geschehen manifestiert, hervorgerufen durch jene Kräfte der Angstmacherei wie Abhängigkeit, Gehorsam, Entfremdung und Manipulation, auf die wir schon mehrfach zu sprechen gekommen sind. Ohne zu weit auszuholen und um auch unsere Betrachtung zum Wertewandel in der Alltagsmoral einzubeziehen, ist noch auf ein Verhaltensmuster hinzuweisen, bei dem der jedweder Angstmacherei entgegentretende Wert der verstandesklaren Objektivität einem falschen Realismus Platz gemacht hat, der sowohl der Rechtfertigung oder Verstellung von Verhaltensweisen dient als auch Wunsch- und Wertevorstellungen, wodurch beispielsweise Geschlechtsverkehr zur Unzucht wird.

Nun läßt sich leicht sagen, der Rückzug in die Privatheit, so relativ oder so absolut er auch sei, sei der gegebene Ausgleich gegenüber den durch die Machenschaften der Angstmacherei veränderten, nicht allemal zu billigenden und auch nicht alle Mitglieder der Gesellschaft betreffenden Verhaltensweisen. Doch dann wird ein für den Einzelnen wie das Gesamt der Gesellschaft abträgliches Lebenselement unbedacht übergangen, nämlich die *Vereinsamung*, ein Leidenszustand, der insbesondere durch das Absinken sozialer Beziehungen hervorgerufen wird. Wohlgemerkt, ich spreche nicht von dem oft als poesievoll dargestellten Irrgarten der Einsamkeit, zumal jede wirkliche Einsamkeit, die mehr als ein Alleinsein ist, auch als eine Chance für Unabhängigkeit von sozial genormten Lebensformen empfunden werden kann. Einsam kann der Mensch auch mitten unter Menschen sein; vereinsamt indessen nur, wenn willentlich oder unwillentlich, das heißt umständebedingt, eine äußerliche und innerliche Absonderung stattgefunden hat, die gellend nach einem Halt ruft.

Woran aber sich halten, wenn auf den Druck der Angstmachereibewegung hin die Menschen-Umwelt uns verlassen hat? Etwa an solche als »fruchtbar« propagierte Hilfsmittel wie Beschäftigungstherapie, Kontaktgruppenbildung, Freizeiterfüllung, geistige und körperliche Ertüchtigung bis hin zum Seilchenspringen? Nicht doch.

Dies sind alles Mittel, die dem Zustand einer inneren Absonderung nicht in die Nähe gelangen können; denn Menschenbildung und -umbildung liegt nicht im Bereich gesamtgesellschaftlicher und personenbezogener Verordnungen oder Anordnungen.

Ohne groß und breit in psychologische Tiefen einzudringen, zeigt sich Vereinsamung als eine verhaltensmäßige Grenzsituation zwischen dem Sozialen, dem Asozialen und dem Antisozialen, die ihre eigene Sprache spricht, nämlich die der Angst. Und zwar nicht nur, wie verständlicherweise meist erörtert wird, vor Krankheiten und dem Tode, vor Lebensbedingungen und Verelendung, sondern vordringlich vor dem mit Hilflosigkeit und Abhängigkeit verbundenen Mangel an Sozialkontakten, über die die Angstmacherei ihren machtgierigen Schatten geworfen hat.

Dagegen Verdrängungsmodi wie Beschäftigung, Vorsichtsmaßnahmen, Beäugung von Krankheiten, Erinnerungen an bessere Zeiten einzusetzen, um Ängste aus dem Bereich des bewußten Erlebens abzudrängen, bleibt meist vergeblich. Es sind dies Mittel, die angesichts ihrer bescheidenen Alltäglichkeit in das Nichts von unentgeltlichen Heilkräften führen – weder beschwichtigen noch retten sie vor dem Fall in die Grube der Vereinsamung. Ein Lebewesen muß es sein, kein Hund, keine Katze, kein Kanarienvogel, nein, ein Mensch, ein mit der Luft der Menschen-Umwelt verbindendes, ansprechbares Wesen, ob gut oder schlecht, edel oder verderbt.

Ein solches Wesen ist das Verbindungsglied zur Außenwelt, zum Leben in seiner Vielgestaltigkeit. Es behebt durch seine Gegenwart die aus den individuellen Anlagen, den Lebensbedingungen und der Angstmacherei hervorgegangenen Ängste des vereinsamten Menschen, ist sozusagen der Kontrapunkt zu seiner Leidensmelodie. Andererseits ist ein solcher »Helfender« aber auch ein Verstärker der Angst, der Erzeuger neuer Ängste. Denn auch hier gilt, daß die bloße Vermeidung von Angst in verstärktem Maße neue Ängste aufkommen läßt. Der vereinsamte Mensch, ob jung oder alt, kann sich nicht wie Münchhausen am eigenen Schopf aus der Misere ziehen, zumal er sich fern aller gesellschaftlichen Außengeleitetheit sowie einer Verbindlichkeit gegenüber dem sozialen Geschehen eben in jenem der Privatheit eigenen inneren Exil befindet, die es auszudeuten galt.

Wer sagt: »Das hat keinen moralischen Hintergrund«, der meint: »Das nützt nichts.«

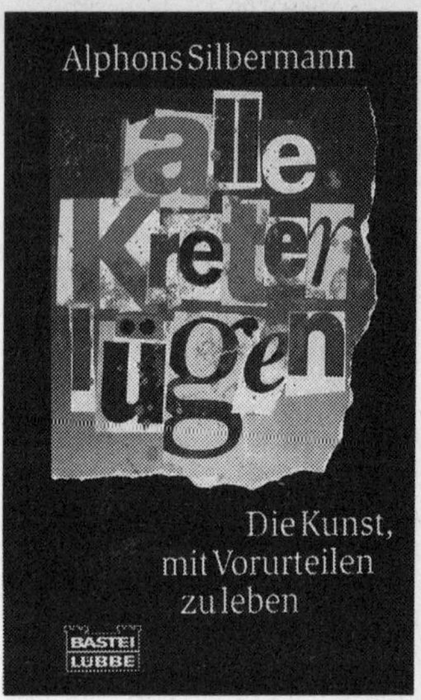

Band 60411

Alphons Silbermann

Alle Kreter lügen

Südländer sind faul, die Technik zerstört die Kunst, Juden haben große Nasen, und Süßigkeiten sind ungesund – solche Aussprüche durchziehen unser Alltagsleben. Ob der Mann von nebenan oder die berühmte Madame de Staël: Vorurteile sind überall, und sie sind nicht auszurotten.
Der bekannte Soziologe Alphons Silbermann hat sich auf die Suche nach der gesellschaftlichen Funktion, nach dem Woher und Wofür von Vorurteilen begeben. Er geht davon aus, daß der Mensch nicht ohne sie leben kann und untersucht die Erscheinungsformen und -felder genauer. Präzise analysiert er die verschiedenen Lebensbereiche und legt dar, daß das eigentliche Ziel nicht in der Auslöschung der Vorurteile bestehen kann, sondern in der Kunst, mit ihnen zu leben, denn: »Vorurteile gehören nun mal zur Existenz unseres Selbst.«

BASTEI LÜBBE